第1回
日本産前産後ケア・子育て支援学会の記録

産後ケアを日本の文化に

産前産後ケア事業の展開をめざして

Postdelivery Care

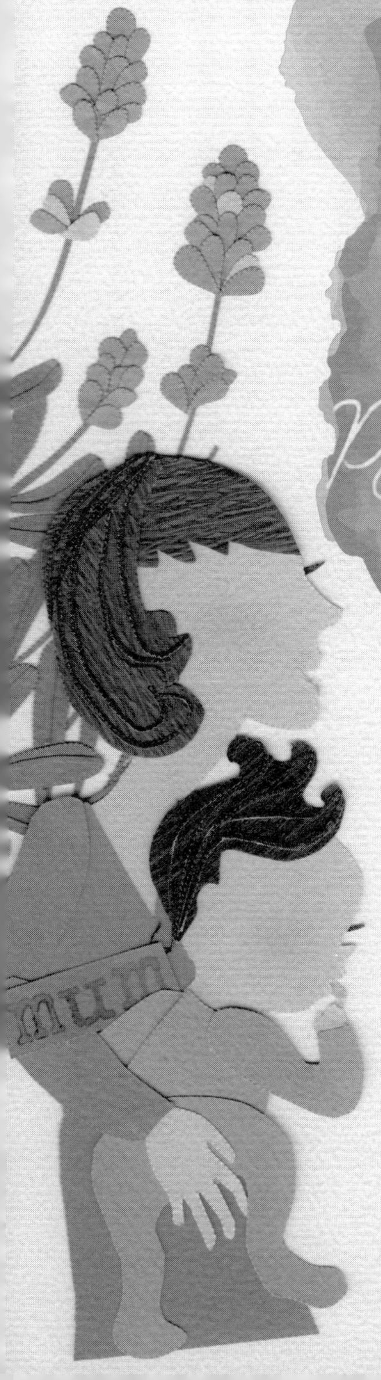

日本産前産後ケア・
子育て支援学会理事長
林 謙治

第1回日本産前産後ケア・
子育て支援学会会長
松峯 寿美

監修

ロギカ書房

まえがき

　平成29年に厚生労働省より産前産後期の健康管理や子育ての支援に関するガイドラインが発表され、全国的に注目されているところです。これは従来の母子保健政策に空白のあった部分や十分でなかった課題について今後積極的に取り組むことの意思表示であると受け止められており、今後の進展に大きな期待が寄せられています。

　筆者は35年間厚生労働省の研究機関である国立保健医療科学院（旧国立公衆衛生院）に在籍し、日本の母子保健の歩みについて観察する機会に恵まれました。母子保健に限らず他の分野でも同様ですが、時代とともに重点のおき方が変わっていくわけですが、問題の見え方は研究者間でも異なることがあるし、現場でもとらえ方が必ずしも同じというわけではありません。したがって政策の立案の際は意見調整や利害調整に多大なエネルギーを要します。

　政策を持続可能にするためにつねに意識しなければならないことは、どのような将来像が描けるかを想像する力が求められることです。このことは公務員だけでなく、民間人についても同じです。そのためには自分の立場からみるだけではなく、自分が部外者であれば常識的に考えてどのようにみえるか、そういう度量が必要であり、そこで初めて社会政策としてどのような方向性が望ましいか、そして持続可能にするためにはどのような行動を起こすべきかの輪郭を描き得るではないと考えています。

　本書は第1回産前産後ケア・子育て支援学会の報告に基づいており、プログラムを組むに当たってのいろいろな思いが去来しました。基軸をおいたのはまずこの分野について国が、専門家が、そして一般の方がどのように考え、感じているかを発表して頂き、各層の抱いている雰囲気を浮き彫りにすることでした。本書をお読み頂き全体的な印象を持って頂ければ幸いです。

　2018年7月

監修者代表　林　謙治

目 次

まえがき

会長挨拶 …… 2
松峯 寿美（第一回日本産前産後ケア・子育て支援学会会長）

会長講演
「産後ケアを日本の文化に」 …… 3
松峯 寿美（東峯婦人クリニック院長）

特別講演
「台湾産後護理院より」 …… 13
李 秀玫（賀果悦児産後ケアセンター 所長）

寄稿
「台湾の産後看護センターの現状と
関連法規について」 …… 21
林 謙治（日本産前産後ケア・子育て支援学会 理事長）

基調講演
「切れ目のない母子保健を目指して」 …… 31
北澤 潤（厚生労働省子ども家庭局母子保健課長）

ランチョンセミナー
「あたたかい心を育む」 …… 53
仁志田 博司（東京女子医科大学名誉教授）

特別対談
「楽しい出産と産後ケア」 ……………………………… 68
　　小雪（女優）
　　森田 敦子（植物療法士）

シンポジウム1
「産後ケア施設の運営を考える」 …………………………… 79

診療所の立場から …………………………………… 80
　　杉本 雅樹（ファミール産院きみつ 院長）

助産所の立場から …………………………………… 86
　　岡本 登美子（日本助産師会 助産所部会長）

病院の立場から ……………………………………… 94
　　小倉 絹子（つくばセントラル病院 産婦人科部長）

（財務会計の視点からみる）
産後ケア施設の経営と運営 ………………………… 106
　　桑田 光章（AGSコンサルティング ヘルスケア事業部 部長）

シンポジウム2
「生活の視点からみた
妊娠・出産・育児のニーズにどう応えるか」 ……… 123

産婦人科医の出産体験から考える生活ニーズ ……… 124
　　清水 なほみ（ポートサイド女性総合クリニック ビバリータ 院長）

ワーキングウーマンとしての育児体験 ……………………… 133
　　中野 泉（(一社)アカデミアサポート 代表）

地域子育て支援から見た妊娠出産育児のニーズ ………… 139
　　山形 照恵（NPO法人 子育て学協会 理事）

父親の育児参加をどう促進するか ……………………………… 148
　　渡邊 大地（㈱アイナロハ 代表）

対談
「産前産後ケアのために」 ……………………………………… 160
　　山本 詩子（日本助産師会 会長）
　　林 謙治（日本産前産後ケア・子育て支援学会 理事長）

寄稿
「医療機関に附属する施設で助産師が行う産後ケアの意義
　―産前産後ケアセンター東峯サライの取り組み」………… 172
　　中島 彩（東峯サライ副所長／東峯婦人クリニック）
　　松峯 寿美（東峯婦人クリニック名誉院長／東峯サライ所長）

寄稿
「政策としての
　産後ケア・子育て世代支援センター(概説)」………… 180
　　林 謙治（日本産前産後ケア・子育て支援学会 理事長）

Postdelivery Care

会長挨拶

会長講演
「産後ケアを日本の文化に」

特別講演
「台湾産後護理院より」

基調講演
「切れ目のない母子保健を目指して」

ランチョンセミナー
「あたたかい心を育む」

会長挨拶
産後ケアを日本の文化に

司会・秋野: 本日、総合司会を担当させていただきます秋野暢子です。私の20年来の主治医である松峯先生のご指名により司会を引き受けさせていただきました。

では、第1回日本産前産後ケア・子育て支援学会開催にあたり、松峯寿美会長から開会のご挨拶をいただきたいと思います。

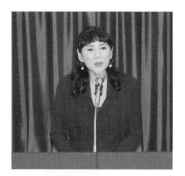

会長・松峯: 松峯寿美です。産婦人科医をしております。産前産後ケア・子育て支援学会の第1回の会長を務めさせていただき大変光栄に思っています。第1回は、「産後ケアを日本の文化に」をテーマにプログラムを組ませていただきました。韓国、中国、台湾などでは、既に産後ケアのシステムが出来上がっているようですが、日本国内ではこのシステムが浸透していない現実があります。これをぜひ〝日本の文化〟にするために、本日は、いろいろな角度から発表と討議を進めていただければと思っています。

総合司会をお願いしました女優の秋野暢子さんは、いつも会話の中に健康に留意されているなと感じさせてくれます。だからこそ、息の長いお仕事ができておられるのだと思います。"チーム秋野暢子"のメンバーは管理栄養士、運動のトレーナー、心理カウンセラー、精神科医、形成外科医もおられるそうです。そういう秋野さんならと今回、総合司会をお願いしました。今日は1日よろしくお願いいたします。

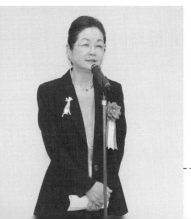

会長講演
「産後ケアを日本の文化に」

会長　松峯　寿美（東峯婦人クリニック院長）
座長　古谷　健一（防衛医科大学校産婦人科学講座教授）

司会：続きまして会長講演をお願いいたします。演者は松峯寿美先生です。テーマは「産後ケアを日本の文化に」です。座長は防衛医科大学校産婦人科学講座教授・古谷健一先生です。

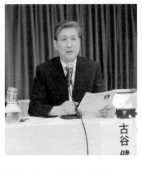

古谷：待ちに待った第1回の学会ということで、さっそく会長の松峯先生のご講演を拝聴したいと思います。私も産婦人科医ですが、この産前・産後ケアは医療人だけではなく、行政の方や広く国民の方々にも知っていただきたい、大変重要なテーマです。松峯先生はこの領域の長年にわたる実践者・指導者であり、また教育者でもあります。松峯先生の貴重なご経験を交えて、ぜひご講演を賜りたいと思います。

松峯：それでは始めさせていただきます。「産後ケアを日本の文化に」。

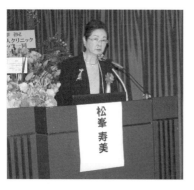

女性の
ライフスタイルの
昔と今

女性には、その独特の体の構造に伴い、一生の中に妊娠・出産・育児というイベントがあります。それは自然な形で太古の昔から承継されてきました。

終戦の1945年以前は、初経の平均年齢は15歳くらいでした。女性は15歳になり義務教育を卒業する

と、行儀作法見習いとして料理・掃除・裁縫といろんなことを学ぶ機会があり、そして20歳を過ぎますとそろそろ"嫁入り"の年齢になります。当時は結婚し子どもを6人も10人も産むような時代でした。実家の母親もお姑さんもまだ若く、「私が面倒を見るから子どもを何人でも生みなさい」という時代だったんです。

そのころは一度嫁入りしたら実家の敷居はまたぐなと言われていた時代でした。が、妊婦は臨月に入ると、特別に実家へ長期の里帰りを許されました。実家には両親、お兄さん夫婦、甥姪もいましたから、大家族に見守られて自宅出産をしたのです。

産後は、お宮参りの1か月間は実母の下でゆっくり育児を学びながら過ごしてよいという風習、文化があったのです。家族構成も大家族主義で、身近にお手

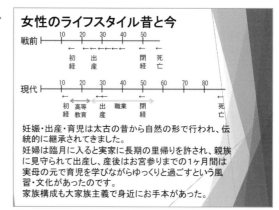

女性のライフスタイル昔と今

妊娠・出産・育児は太古の昔から自然の形で行われ、伝統的に継承されてきました。
妊婦は臨月に入ると実家に長期の里帰りを許され、親族に見守られて出産し、産後はお宮参りまでの1ヶ月間は実母の元で育児を学びながらゆっくりと過ごすという風習・文化があったのです。
家族構成も大家族主義で身近にお手本があった。

本がゴロゴロいました。

平均寿命の推移ですが、1947年、そのころの女性の寿命は54歳でした。その後60歳、70歳、80歳とだんだん寿命が延びて、今では女性の平均は87歳まで生きる時代になりました。そうなると女性の生き様も戦前とだいぶ変わってきました。

戦前は初経が15歳でしたが、最近は11歳から12歳です。学歴社会になりましたから小学校、中学校、高校、大学と教育を受け、「さあ一人前だわ私」という年齢になると、もう25歳になっているのです。それから結婚し仕事を持ちながら出産しようとしても、昔のように6人も生めません。1人とか2人です。しかもシングルマザーだとか、離婚して育てる人とか、家族という形態が多様化しています。

以前は20歳で結婚・出産が始まっていた年齢が、5年8年と遅れると妊娠もしづらくなりますし、妊娠したとしても高齢妊娠になります。ただ、高齢出産でも、出産技術の発達により、分娩中に死んでしまったとか、生まれたばかりの赤ちゃんが死んでしまうという周産期死亡率は非常に減少しています。

20歳過ぎに妊娠出産すると、産後の支援者である実家のお母さんはまだ40

産後ケアを日本の文化に

〜50歳、平均寿命が54歳とはいえ子育てに参加できました。今は60歳になっても70歳になっても80歳になっても死なない素晴らしい時代ではありますが、とてもじゃないけど娘の子育ての面倒なんか見ていられない。むしろ自分が介護してもらいたいという年齢になってしまっています。そうなると産婦は支援者不在のまま、いろんなマイナートラブルを抱えながら育児を行っています。育児情報はスマホから、夫は育児に参加しない、氾濫した情報の中で迷いながら育児を行っているのが現状です。

なぜうちの子は泣いてばかりいるのだろう、情報と違うじゃないか。おっぱいが出ない、おっぱいを飲まない。そんな時はああすればいい、こうすればいい、普通はこうなんだ、といった情報過多で身も心もくたくたになり、疲労も解消できない。そう

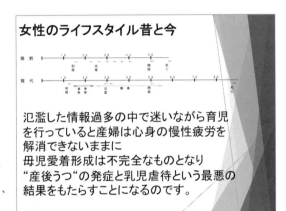

氾濫した情報過多の中で迷いながら育児を行っていると産婦は心身の慢性疲労を解消できないまま
母児愛着形成は不完全なものとなり
"産後うつ"の発症と乳児虐待という最悪の結果をもたらすことになるのです。

なりますと、ちっとも子どもがかわいく思えないという、母子の愛着形成が不完全になります。しかも産後うつの発症と同時に乳児への虐待という最悪の結果をもたらすことにもなりかねません。なんとか戦前のような文化、産婦さんの環境を整えて楽しく育児ができるような産後ケアを、ぜひ確立していただきたい。

分娩年齢の推移

私のクリニックは開院36年目になりますが、1985年から1995年のころは、50%の方が29歳以下で子どもを産んでいました。35歳

以上は母子手帳でも㊵というスタンプを押されました。今は20％しか29歳以下がいない。35歳以上が40％の時代になっているわけです。

ですから産後ケアをやらなければいけないと実感しています。

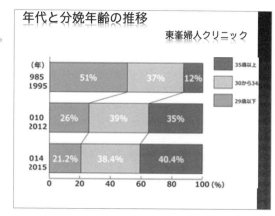

産後の体について

私もいろいろ経験しましたが、産後の体は全身がくたくたです。骨盤はすごいものが通過した後なのでがたがた、会陰も痛い、おっぱいのトラブル、体力は下がる。そして赤ん坊は3時間おきに泣くので睡眠不足になる。免疫力の低下、むくみ、尿漏れも起こる。子どもを抱っこするので腱鞘炎、腰痛、肩こり、首も痛い。頭痛だの眼がつかれるだの、体型や体重が戻らないなどなど、様々なトラブルが起こります。それから一人ぼっちで子どもと対峙しますから孤独で不安になる。

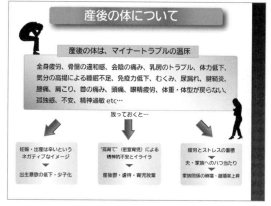

そういうことから妊娠出産はつらいというネガティブなイメージになって、1人産めばもう十分となってしまう。一人ぼっちで密室育児になりますから精

神的にいらいらして、産後うつから虐待が始まります。さらに疲労とストレスが全然解消せず口を開けば〝疲れた〟で、夫や実家に八つ当たりして離婚も増えてくるようなことになります。これは見ていて本当に恐ろしい。

産後ケアって、何をすればいいのか

それでは、トラブルを避けるための産後ケアって何をやったらいいのか。デイケアとかショートステイで赤ちゃんを見ていてあげ睡眠時間を十分とる、尿漏れ、子宮脱を防ぐための骨盤安定のケアリング、おっぱいが張っていたい、眠れない、うまく赤ちゃんが吸ってくれないなどのトラブルを避けるために哺乳育児の確立、それから肩こり頭痛、疲労回復の運動指導、またはマッサージ。マッサージをしているとすぐに鼾をかいて眠ってしまう人がいるくらい疲れているので、疲労回復をしてあげる。そして早く体型を戻すためのエクササイズもみんなでやる。一人ぼっちのエクササイズはダメなんです。「私も肩がこるのよね、ここが痛いのよね」、私だけじゃないんだわ、みなそうなんだわ、という安心感を持たせることが大事なんです。

行政の補助制度の充実が必要

産後ケアについては厚生労働省も非常に関心をもっておられ、システムを作ろうと動いています。実際に、デイケア、ショートステイを行う機関がぽつぽつできています。ショートステイは1泊65,000円かかるところを助成をして6,000円、だ

産後ケア　自治体の補助制度　事例		
デイケア・ショートステイ型	1回利用料金	
	助成ない場合	助成ある場合
（1）　ホテルをショートステイ場所に利用　千葉県浦安市		
ホテルオリエンタルベイ	（要確認）	4,000円
訪問型	1回利用料	
	助成ない場合	助成ある場合
（1）　ケア専門家派遣　中野区		
「産後ドゥーラ」2時間	4000円～	1,000円
（2）　ヘルパー派遣　青森県鰺ヶ沢市		
母子支援ヘルパー1時間	謝金550円	300円

妊娠・出産包括支援モデル事業の取組事例集、平成28年度の浦安市、中野区、鰺ヶ沢市、各委託事業者の資料より作成

いたい1割くらい払えば利用できる施設が、つくばセントラル病院、山梨県の病院などで始まっています。

　自治体の補助制度が非常に大事で、ホテルをショートステイに使うタイプも1つの考え方だと思いますけれど、助成がない場合が多いですね。それと産後のドゥーラを2時間派遣した分は出してあげる。母子支援ヘルパーを出してあげる。青森県では1時間廉価で出してあげるからよびなさいといった、やさしい心がスタートしています。

私の病院のある江東区は「ゆりかご江東」という事業の下に、宿泊型ショートステイ、日帰り型デイケア、それから乳房ケアの応援を始めて、2年目になります。以前は2泊3日でしたが、せめて4泊5日にしてくださいとお願いしたり、産後1か月、2か月ではなく4か月たって初めて疲れが出てくる場合もありますから4か月未満にしてくださいとお願いし、援助補助が前向きになってきています。産後支援が得られない、休養が必要な、心がくたくたな、家族も疲れている、そういう人たちに対して産後ケアの重要性

産後ケアを日本の文化に

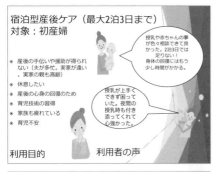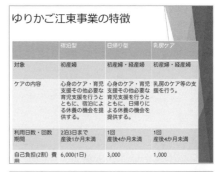
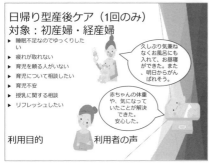

が、今見直され始めています。

産前産後ケアセンター
東峯サライ

私は 2年前に「産前産後ケアセンター東峯サライ」を作りました。7階建ビルの1階が「ひととき保育」、1時間でも2時間でも0歳児をお預かりしますという保育施設、2階3階は1か月検診と産後ケア事業のための診療所、4階5階を助産院としました。デイケア、乳房ケアを行っています。乳腺炎予防ケアから卒乳ケアまでを行います。

薬膳 料理も提供し、みんなでワイワイ言いながらご飯を食べながら食育をしたり、ゆっくり寝て休めるように部屋は少し暗くしてい

ます。起きたら赤ちゃんを抱っこして運動したり、産前産後のエクササイズをする、そういうなるべく大勢の人が集う井戸端会議のような場所、愚痴を言い合ってみんなで励まし合える場所を提供していますが好評のようです。そしてぜひ、安心して産める、もう1人生みたくなる場所になればと思います。

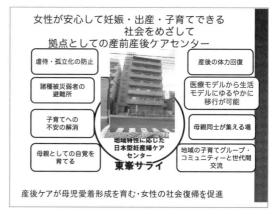

今後の課題

今後の課題として、産前産後ケアセンターの場所が足りないときは、分娩を中止した産科診療所、助産所を規制緩和して利用する。助産師、看護師、マッサージ師、理学療法士、臨床心理士、栄養士、調理師、薬剤師、保育士など有資格者の援助、資格がなくてもドゥーラ、子育ての経験者、産後ケアサポーターを養成して、

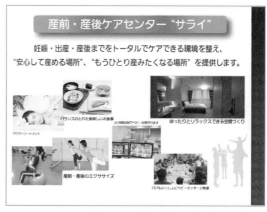

産後ケアを日本の文化に

医療、看護、保育の三位一体を図って関連施設同士の情報を共有していく。もう1つ大事なのは、経済的な面で、施設維持費、運営のための補助金の交付を、ぜひ行政にお願いしたいと思います。

産前 産後ケア・子育て支援のための仕組みをしっかり作りましょう。保健所・行政の援助を強いバックに、私たち女性が安心して子どもを産み、家族と地域が応援して子育てが楽しくなる仕組み・産前産後ケアという日本の文化を作って行きたいと思っています。

今日は「産後ケアを日本の文化に」というお話をさせていただきました。ご静聴ありがとうございました。

特別講演
「台湾産後護理院より」

演者　李 秀玫（賀果悦児産後ケアセンター所長）
座長　林 謙治（日本産前産後・子育て支援学会理事長）

司会：特別講演は、「台湾産後護理院より」というテーマです。演者のNenna 李先生は、台北市内で産後ケアセンターを経営し、薬膳料理で母体の回復と母乳育児のサポートを推進されています。この会のためにわざわざ台湾からお越しいただきました。座長は本学会の生みの親である林先生です。

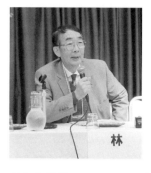

林：1年半くらい前に、松峯先生、それからここにいらしている杉本（雅樹）先生などと台北の李先生のところの産後ケアセンターを訪問いたしまして、大変感心しましたので、ぜひ日本にお呼びしたいということで、今日ここにお迎えしたわけです。

　李先生は元々医療職ではなくて会社のオーナー、それと看護ケアセンターを2軒持っておられます。しかも彼女は実はアメリカのMBAの資格を持っておられる、そういうわけで非常に経営手腕もございます。また、産後の配食デリバリーセンターでは58人雇って、1日260食くらい配達していらっしゃるそうです。講演の中で薬膳のことも出てきます。仕事で台湾に3週間滞在して、日常的にはお嬢さんがサンフランシスコにいるので、次の3週間はアメリカへ行き、往復で大変多忙な方です。それではNenna 李先生よろしくお願いします。

李：ご紹介ありがとうございます。みなさまに私どもの産後ケアセンターをご紹介する前に、私自身のことについてお話をさせていただきたいと思います。と申しますのはセンターを設立に至った理由でもあるからです。

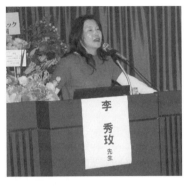

生い立ち

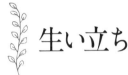

私にとって女性をサポートすることは仕事ではなく、私の人生における使命だと考えています。私は貧しい農村家庭の6番目の子として、未熟児の状態で生まれました。男の子の誕生を熱望している農家に、新たな娘として生まれてきた私は歓迎されない誕生でした。母は高等教育を受けて育ちましたが、家庭内の問題や生活のことから、結局私は養子に出されることになりました。

成人したころには、社会はより開放的になっており、女性が自分の体や家庭について比較的自主的に選択できるようになりました。そのころ私は仕事を持ち、そして母親になりたいという強い希望を持っており、少し遅めでしたが結婚し、はやく子どもを欲しいと思いました。妊娠したものの1年の間に2度の流産を経験し、翌年から何人もの不妊症専門医の治療を受けました。やっと妊娠でき、毎日流産の恐怖にさいなまれながらも可愛らしい娘に恵まれました。

出産後仕事を辞め専業主婦になり、これまでとは180度違う役割を担うことになりました。アメリカという見知らぬ土地で長きにわたる孤独な生活に耐えなければならず、両親や家族の協力を得ることもかなわず、たちまち産後うつに陥ってしまいました。

産後ケアセンターの設立へ

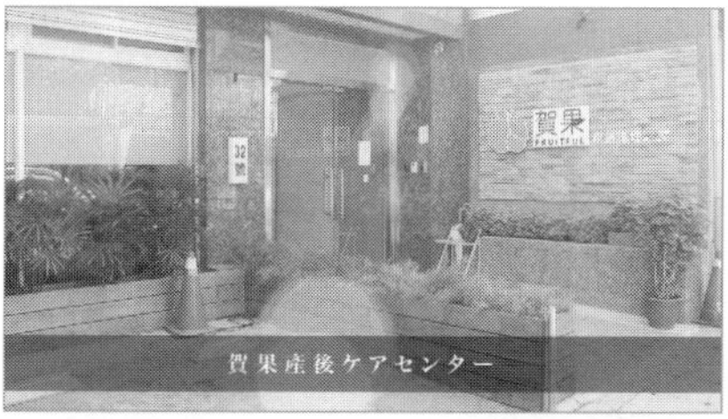

賀果産後ケアセンター

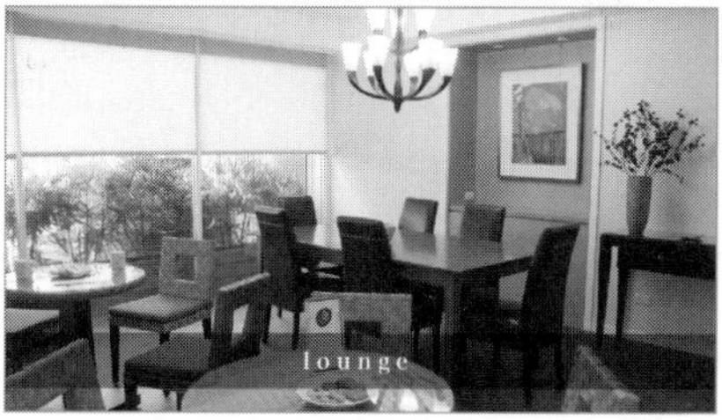

数年後、台北に戻る機会があり、それを機に自ら事業を始めることにしました。女性そして母親をサポートすることこそ自分のやりたいことであり、自分の人生の目的にも合致することに気づきました。そのモデルはまさに私の目の前にいる夫でした。夫は外科医で70歳のときに引退したのち、なお医学生の教育に力を注いでいました。彼は人をサポートすることこそ人生でもっとも満足感の得られる仕事だと常に言っておりました。

夫に産後ケアセンターの設立計画を話したとき、とても喜んでくれましたが、アメリカにはこのような施設がないために、必ずしも正しく理解しておりませんでした。ただ私のこころの暖かさ、思いやりの気持ち、そして努力家の性格であることをくみ取ってくれて、人生をかける意味のある仕事だと励ましてくれました。

女性の立場、お母さんの立場から細やかなサービスをするというのが私たちのモットーです。私の財産であり、ケアセンターのヒューマンリソースですが、部屋係が6名、ホテル経験者です。それからライセンスを持っている看護師が20名、接客係が6名、それからホテルの経験および産後ケアの飲食・薬膳について知識があるシェフが58名おります。勤務体制は365日の24時間体制です。非常勤スタッフですが小児科医師3名、産婦人科

医師2名の他、栄養士、国際授乳コンサルタント、子どもの教育に詳しい先生などです。

施設の概要

第一 施設を開業したのは2012年の8月。第1子を中心にしてやっておりましたけど、去年もう1か所開業いたしまして、第2子を中心にしておりますが、第1子でも受け入れます。ラウンジは訪問客、あるいは母親クラスなどに使っております。ベビールームは17床ありまして、感染症のある赤ちゃんをケアするガラスで隔てられた部屋があります。そのほかにも沐浴ゾーン、母乳専用冷蔵庫、調乳室などさまざまな設備があるわけですが台湾の政府規制の基準に従っています。

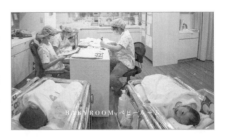

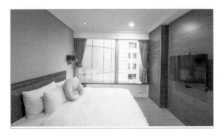

　お母さんの部屋を紹介します。27部屋あって独立した浴室・空調設備を備えております。すべて耐燃性の建材を使用しており、電子カードで部屋に出入りします。毎日清掃し、定期的に消毒をしており、これらも政府の規制に従ってやっています。

　お母さんの衣服はすべて施設側が提供しています。空気清浄器も置いてあります。それから各部屋にテレビがあります。産後ケアセンターによってはベビールームが映るようになっております。自分のベビーをテレビで見ることができるようになっています。7日に1回ベッドメーキングします。掃除は毎日です。

施設の入所時は体温を測り、体温が高い場合お断りします。いずれ施設を利用したいと申し出る人はほとんど妊娠中の方です。施設を案内して気にいって下されば契約をします。利用予定者はだいたいは妊娠3か月のころにいらっしゃいます。したがって、半年後にどの程度の利用者数が見込まれるか、どういう方がいらっしゃるか把握できます。

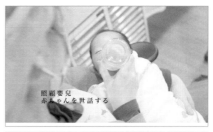

照顧嬰兒
赤ちゃんを世話する

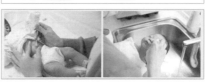

　開業当初は妊娠がわかった途端に契約に来る方が少なからずいて、人気があったので部屋の確保に急ぐわけです。看護師の資格を持っている人は20名おり、看護師の仕事のほかに沐浴もやっております。今年から保育士も雇っています。毎日体温の測定、体調をチェックします。体温の測定は空港などで使っているような離れた距離から測定するような体温計を使っています。細かい記録をとっており、それを通していろんな観察がきちっとレギュラーにできるようになっております。

お母さんの1日

お母さんの1日を紹介します。毎朝6時には起きます。それから搾乳します。8時に朝食、9時に健診、それから12時に昼食。初めてお産した人は3時間ごとに搾乳します。看護師や助産師のスタッフが部屋に来て搾乳するということもあります。午後2時にもう1回、健康教育のクラスがあります。
　小児科の医師が週に2回来ます、小児科の先生は、お母さん方にアドバイスしたり、あるいは相談に乗ったりしてくれます。3時のおやつは特に人気があります。産婦人科の先生は週に1回来ます。看護師を伴って、お部屋を訪問し

特別講演　台湾産後護理院より

ていろいろ相談に乗ります。そして6時に夕食です。通常6時以降に会社帰りの夫などが訪問してきます。その時はこの時間を使って夫と一緒に健康教育をやりますが、そのほか、おむつの替え方だとか、いろんな注意事項を聴くパパママクラスを開いております。最近は台湾のパパたちも積極的にこういった産後の活動に参加してくれます。

午後5時から8時までが訪問を認めている時間です。ずっとケアセンターにいるとお母さんも淋しいことがあるので、こういった時間を使ってやっているわけですが、日曜日や祭日は一日中訪問OKです。パパもここで産後食を食べさせられております（笑）。

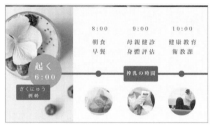

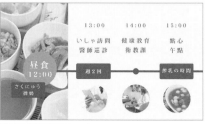

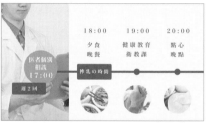

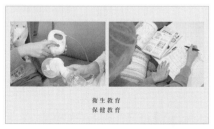

衛生教育
保健教育

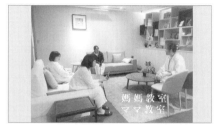

媽媽教室
ママ教室

提供する食事

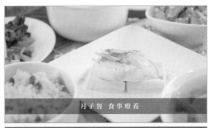

月子餐 食事療養

施設で提供している食事について紹介します。1日3食、3回のおやつ、3種類の飲み物を提供しております。飲み物は例えばごぼう茶のような漢方に関係するお茶を提供し、セラミックの器を使って熱いままサーブしております。コックチームは台湾一流コックを集めており、作った食事は自分のところの施設だけを賄っているのではなく、近隣の産後ケアセンターあるいは病院などにもデリバリーサービスをやっています。

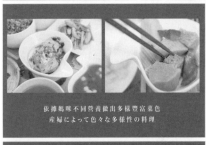

依攝媽咪不同營養做出多樣豐富菜色
産婦によって色々な多様性の料理

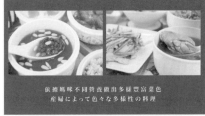

依攝媽咪不同營養做出多樣豐富菜色
産婦によって色々な多様性の料理

チームには漢方医のボランティアもいます。チームでメニューの内容を決めています。利用者さんによっては、どうしても食べられない食べ物とか、アレルギーがあるということがあるのでその都度要求に応じて料理しております。人気があり、台北で一番美味しい食事を作っている自信があります。

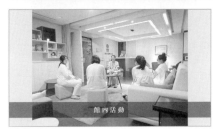

館内活動

　赤ちゃんについてですが、グループで哺乳に関するクラスを開いております。また、クッキングクラスも開いており、パパたちも集めて、これから赤ちゃんとお母さんに何を食べさせたらいいか一緒に勉強してもらっているうちにみんな仲良くなって結構な社交場になってきています。また、いろんな祝日祭日が

特別講演　台湾産後護理院より

あるのに合わせて、食の行事を開催しております。例えば、赤ちゃんの頭の毛を剃るという儀式がある祭日があります。ネギのことをツォンと言いますが、頭がいいことを中国語のツオン・ミン（聡明）にひっかけてネギ料理を作ります。

利用料金

最後になりますが、利用者の平均利用日数は21日です。その間保健的な育児のことを教えますが、21日もあるのでたっぷり時間があるわけです。利用料金ですが、1日平均台湾のお金で7,000元、日本円にすると25,000円くらいですね。ですから全部で50万円以上になります。

本日皆さんにお話しする機会があってとても嬉しいです。これをきっかけにぜひ皆さんと交流をいたしたいと思いますので、台湾にいらしてください。昨日は松峯先生のところのケアセンターを見学させていただきましたが、やっぱり文化が違うと物の見方が違うということを感じ、たくさん学ばせていただきました。私はそれを逆に台湾に持って帰り、日本のいいところを真似してサービスに活かしていきたいと考えております。

台湾の産後看護センターの現状と
関連法規について

林 謙治（日本産前産後・子育て支援学会理事長）

はじめに

　最近日本の有名人（女優の小雪さん、卓球選手の福原愛ちゃん）のみならず一般人も含めて近隣の韓国、台湾で出産したのち産後ケア施設を利用しており、なかなか好評のようである。また、研究者や実務者が見学・視察に訪れることが多くなってきている。産後ケア施設が法定化されているのはアジアではおそらく台湾だけである。

1. 台湾の産後ケアサービスの拡張

　ご存知のように日本が1945年に敗戦後、台湾を放棄し中国に返還されることとなったが、1949年に国民党政府が中国内戦の結果台湾に撤退した。当時、若い軍人・軍属を含む数百万の人々が中国大陸から移ってきた。
　これらの人々は外省人と呼ばれ（中国の行政区分である"省"が台湾省以外の出身者という意味）、古くからの台湾居住者は本省人と呼ばれる。当然のことながら外省人は台湾に親戚友人がいないため、多くの出産婦は中華圏に伝統的な月嫂と呼ばれる産後の世話人を雇い、家に来てケアをしてもらうようになった。

2. 産後ケア施設の黎明期

　産後ケアは個人ケアの時代から需要が拡大につれて、施設ケアの形態をとるようになり、これらの施設は"月子中心"と呼ばれる。1980年代台湾経済のテイクオフに伴い三世代家族から核家族の増加が著しくなり、都会を中心に産後ケア施設もそれにつれ増加していった。
　1996年以前では看護師のいない月子中心（産後ケア施設）は「経済部」（日本の経産省に当たる）の管理下にあった。一方、看護師がいる産後護理中心（産

後看護センター）は「衛生署」（現在は衛生福利部に改称され、日本の厚労省に当たる）の管理であった。1996 年以降、経済部は「月子中心」と「産後護理中心」はともに類似の性格をもつ施設であることから、すべて「衛生署」に移管されるべきであることを承認した。しかし、「月子中心」から「産後護理中心」への転換は設置基準のハードルが高く、申請数は必ずしも多くなかった。以下「月子中心」を産後ケア施設、「産後護理中心」を産後看護センターとそれぞれ表記する。

　2000 年 8 月台北市衛生局はケア専従職員に関する法令として、「産後ケア機構補導条例」を制定し、「産後ケア施設」が「産後看護センター」へと転じるよう人的配置、機構の整備などについて全面的に行政の管理監督下におくことを決定した。さらに 2001 年 7 月台湾衛生署は台湾全島の「産後ケア施設」を「産後看護センター」に機構転換するよう申請を義務付け、違反者には罰金を課すなどの行政指導を行った。以降衛生署はすべての施設について毎年評価を行うことを法定化し、ランク付けを行うことにより質的担保をはかった。

　2017 年現在台湾全島で登録されている産後看護センターは 226 か所あり、うち 56 か所は病院に付設され、ほとんどが大都会に集中している。ちなみに台北市においては 66 施設があり、うち独立型の私立産後看護センターは 53 か所、病院付属型が 13 か所である。病院付属型のなかで公立病院に付属しているのは 3 か所であり、残りの 10 か所は私立病院に付属している。

3. 産後看護施設の利用状況と費用負担について

　2017 年の政府統計によると、台湾の出産件数は 19 万 6 千人であり、産後看護施設利用者数は 9 万 4 千人となっているので利用率は 48％である。産後看護施設の利用日数は平均 20 日で、設備やサービスの内容により料金は 1 日日本円換算で 1 万 7 千円から 3 万円とばらつきがあり、すべて自費である。利用料金は総額 30 〜 60 万円になる。

　費用の問題で台湾の事情についてもう 1 つ強調したいのは分娩に公的健康保険が適用（2 割負担）されていることである。さらに興味深いことに夫婦共働きの場合、育児は祖父母をはじめ三親等以内の親族が担うことが少なくない。親族が 126 時間の所定の保育課程を終え、修了認定を受ければ「親族保母託育

補助制度」にのっとり1日7,000円～1万7千円の公的補助金を受け取ることができる。これらの一連の政策による出産・育児経費の負担軽減が結果的に産後ケアの自費負担を容易にしている側面を見逃すことができない。政府側からみれば、産後ケア施設の利用は分娩施設における滞在日数を短縮することができ、健康保険財政の改善につながることから産後ケア施設の利用を奨励するという好循環を生み出している。

4. 台湾の看護機構の法的整備について

先に述べたように台湾の法的整備は2001年7月衛生署により行われた。その基本法は護理人員法（看護人員法）である。本法は①産後ケアの利用者のほかに、②慢性疾患（精神疾患を含む）に罹患し、長期の看護を必要とする者、③退院後継続して看護を必要とする者の3つのカテゴリーについて看護師が独立して運営できる施設について規定している。これらの施設を総称して護理機構（看護機構）と名付けている。いずれも医療を必要としない回復期にある者の在宅療養までの中間施設的な位置付けである。これらの施設の設置により療養を目的とする一方、在院日数の短縮を図ることができ医療費の浪費を防ぐことに意味を持たせている。

設置母体は自治体、財団法人、個人開業が認められ、管理者は必ず看護師資格が必要とする一方、経営者は経営母体の代表でなければならない。経営者についてはとくに資格の規定がない。開設する際は法規上の評価を受けた医療機関と利用者の紹介契約を結ばなければならない。利用料金の基準は自治体の主管機関が定め、サービスのオプション料金は別途徴収することができる。看護機構は毎年人員配置、設備、料金徴収、作業内容、衛生、安全、記録の報告義務があり、当局の査察を受け入れなければならない。主管機関は評価を行い、公告する義務がある。評価結果の有効期間を定め、その間、違法があった場合一定期限内までに改善を求めることができる。改善されなかった場合評価結果を撤廃し、重大違反の場合科料（最高100万円）もしくは営業停止あるいは開設許可証そのものを取り消すことができるなどの罰則規定が設けられている。2014年時点の産後看護センターは171か所（6,582床）を数える。査察を受けた117か所のうち14.5％に当たる17か所は不合格の評価を受けた。

護理人員法施行細則によれば、看護機構開設にあたって公立もしくは私立の場合、99床以下は自治体の許認可で済むが、100床以上もしくは医療法人に付設される施設は自治体を経由して中央所管部署に転送して許可を得る必要がある。財団法人が開設する場合はベッド数に関わらず中央所管部の許認可を得る必要がある。開設申請の手続きには施設の平面略図、建築基準に合致した証明書類、看護責任者証明書、配置した医療人員数および関連人員数、施設・設備項目、医療機関との契約書などを提出しなければならない。そのほか看護機構責任者は看護師資格登録後4年以上の臨床業務に従事したことの証明が必須である。

5. 台湾の産後看護センターの設置基準について

　産後看護センターの設置基準についても法令で定められている。看護人員基準は乳児床を含め15床につき、少なくとも1人を配置しなければならず、24時間体制で配置することが求められている。乳児ケア人員は乳児床5床につき1人を配置し、資格要件としては助産師、看護師、保育士の資格が求められている。施設基準についても詳細な規定がある。住居基準（地下室不可、寝室・ナースステーションの基準）、乳児室の設備基準（入浴設備、空調、救急設備等）、建築物の設計構造及び設備に関する規定（敷地面積、採光などの一般設計、空調・消火・安全設備）、衛生設備等についての基準が設定されている。

(参照文献)
林　謙治：台湾の産後ケア施設における経験の蓄積と社会環境の整備に学ぶ.72（6），助産雑誌,2018

台湾の護理人員法
（産後管理センターに関連する部分のみ抜粋）

第三章　看護機構の設置及び管理

第14条　医療資源の浪費を抑制するために、医療ケアの連続性を求めるニーズに応えるべく、かつ看護人員の業務機能を発揮させるべく、看護機構の設置を認める。

第15条　看護機構のサービス対象は以下の通り
　1.　慢性疾患に罹患し、長期の看護を必要とする病人

2. 退院後継続して看護を必要とする病人
3. 産後看護を必要とする出産婦及び乳幼児

第16条　看護機構の設置、拡充は主管機関の許可を必要とする。申請人の資格、審査過程と基準、撤廃、廃止その他順守すべき事項は中央主管機関が定める。

第17条　看護機構の開設は下記に規定された通り、所在地の直轄市または県（市）の主管機関の批准登記を経て、開設許可証を発行される。

1. 公立看護機構：代表を申請人とする。
2. 財団法人看護機構：法人を申請人とする。
3. 私立看護機構：個人設置者もしくは資格のある看護師を申請人とする。その他の法人は法人を申請人とする。

第18条　看護機構の名称に関する諸規定（略）

第19条　看護機構は責任者を1名置かなければならない。看護業務の監督責任を負う。その資格条件については中央主管機関が定める。

私立看護機構は設置者である看護人員が責任者とする。

第19-1条　責任者が理由あって業務を執行できない場合、資格条件に適合する者を代理人に定める。代理期間が1カ月超過したとき、開設許可証を発行した主管機関の審査を受けなければならない。代理期間は1年を超過してはならない。

第20条　管理機構は近隣の医療機関と利用者の紹介契約を結ばなければならない。医療機関は主管機関が法規上の評価を経た施設に限る。

契約終了、解約もしくは内容に変更があるとき、新たに契約を定めると同時に前契約の終了・解約・変更の日から15日以内に新契約を許可機関に報告しなければならない。

第21条　看護機構の利用料金の基準は直轄市、県（市）の主管機関が定める。ただし、公立看護機構の利用料金の基準はそれぞれの主管機関が定めるものとする。看護機構は基準を超過する料金を徴収してはならない。

第22条　看護機構は業務停止もしくは登記事項に変更があった場合、その事実が発生した日より30日以内に開設許可証を発行した機関に審査申請をしなければならない。

看護機構が移転あるいは再開した場合、設立規定に準じて手続きを行う。

第23条　看護機構は法令の規定により、もしくは主管機関の通知により報告を行わなければならない。また、人員配置、設備、料金徴収、作業内容、衛生、安全、記録等の検閲と資料収集の要求を受け入れなければならない。

第23-1条

中央の主管機関は看護機構の評価を行う。直轄市、県（市）の主管機関は管轄区域内の看護機構の業務について定期的に監督指導を行わなければならない。看護機構はこれに対し、忌避、妨害、拒絶してはならない。

必要に応じ、上記業務を関係機関、団体に委託することができる。

第23-2条　中央の主管機関は看護機構の評価を行った結果について、評価の有効期間及び類型等事項を公告しなければならない。

　　看護機構はその有効期間内に違法があった場合、主管機関は期間を定めて改善を求めることができる。期間内に改善できなかった場合もしくは違反内容が重大な場合、中央管理機関はその他の評価結果について撤廃することができる。

第五章　懲罰

第29条　看護機構に下記の事項が認められたとき、台湾元２万元以上１０万元以下の科料、重大違反がある場合開設許可証を取り消すことができる。
1. 看護資格のない者に看護業務を行わせること。
2. 公俗良習に反する行為もしくは身体の健康に害を及ぼす行為。
3. 超過利用料金を返還しない
4. 業務停止処分を受けながら営業を継続すること

第31-2条　第23-1条の違反に関する罰則規定

第34条　開設許可証を取り消された看護機構の責任者は１年間看護機構の申請をすることができない。

台湾護理人員法施行細則

第5条　看護機構の設置及び拡充は下記の文書を提出しなければならない
1. 設置及び拡充計画書、うち申請人、機構名称、建築住所、機構の類型、ベット数、敷地面積、建築面積、人員配置、設立の進行状況、経費の概算、開業予定日、その他規定されている記載事項を含む。
2. 位置図面
3. 看護機構配置簡略図
4. 略

許認可後、設置もしくは変更の地点、ベット数に変更がある場合、新たに許認可を申請すること。

第6条

看護機構の設置・変更は以下の手続きを経ること
1. 公立もしくは私立看護機構
 (1) 99床以下は所在地の直轄市、県（市）の主管機関より許認可を得ること
 (2) 100床以上もしくは医療法により規定される医療法人に付設される場合、所在地の直轄市、県（市）の主管機関より中央主管機関に転送し、許認可を得ること
2. 財団法人看護機構は所在地の直轄市、県（市）の主管機関より中央主管機関に転送し、許認可を得ること

第7条　看護機構の開業申請は申請書のほか、下記書類を添付したうえ、許認可証交付費用とともに所在地の直轄市、県（市）の主管機関に申請すること

1. 平面簡略図、各階を平米で表記、各仕切られた部分の面積、用途の説明及び総面積
2. 主管機関の許可した設置もしくは変更に関する文書
3. 建築基準に合致した証明書類
4. 看護責任者証明書
5. 配置した医療人員及び関連人員
6. 施設、設備の項目
7. 医療機関との契約書
8. その他規定に指定された文書

　　直轄市、県（市）の主管機関は申請に対し、査定人員を派遣し、申請内容と符合したとき、開業許認可証を発行する。

第8条　看護機構の登記事項は以下の通りである。
1. 名称、住所及び開業許認可証番号
2. 申請人の氏名、身分証番号、出生年月日、住所；申請人が法人の場合はその名称、事務所所在地及び代表者氏名
3. 看護責任者の氏名、身分証番号、出生年月日、看護免許番号及び住所
4. 16条規定による申請許可のベッド数、期日、申請番号
5. 20条規定による契約病院の名称、住所及び開業許可証番号
6. 業務項目
7. その他規定による登記事項

第9条　18条規定による看護機構の名称の使用あるいは変更は下記の手続きに従う
1. 看護機構はその類型及び名称を明記すること
2. 医療機関の設置する看護機構は医療機関の名称に続き付設であることを明記すること
3. 財団法人の設置する看護機構は財団法人と明記すること
4. 17条3項によるその他法人が設立した看護機構は法人名に続き付設であることを明記すること
5. その他中央機関が許可した名称を使用すること

第10条　看護機構の許認可証が消失もしくは遺失したとき、申請書に申請費用を添えて申請することができる。破損した場合はもとの許認可証を添えて申請すること。

第11条　19条1項に定める看護機構の責任者は臨床看護業務に7年以上従事したか、もしくは看護師の資格登記後4年以上の臨床看護業務に従事したことを資格要件とする

第12条　20条1項に定める契約の内容は救急、緊急受診（往診）、転科受診及び定期診察を含む

第13-15条　休業もしくは廃業時の手続きに関する規定（略）

第16条　査察時の身分証明の提出

第17条　看護機構の業務監査は少なくとも毎年1回行うこと

台湾産後看護センターの設置基準

○人員配置基準

1. 看護人員基準
   ① 15床（乳児床を含む）につき、少なくとも一人配置する
   ② 看護人員は然るべき技術を持ち、施行細則11条の定める資格及び条件を備えること
   ③ 24時間体制で配置すること
2. ケア・サービス人員基準
   需要業務量に応じて配置
3. 乳児ケア人員数
   乳児床5床につき1人を配置する。　資格要件は以下いずれかの該当者
   ① 助産、看護、保育関連の教育機関の卒業者
   ② 保母資格を有する者
   ③ 保母専門学校課程修了し、かつ卒業証明書を持つ者
4. 基準看護人員を超えている場合、看護人員をこれに充てることができる
5. その他：人員管理記録を作成すること

○看護サービス施設基準

1. 住居基準
   ① 地下室での設置は不可である
   ② 寝室は必置であり、ダブルベッドもしくはマルチベッドを備えること。視線を遮蔽する衝立を設置すること
   ③ ナースステーションの設置と必要設備
     ・治療カート
     ・看護記録、薬品、医療機器の収納庫
     ・汚物処理設備
     ・緊急時に対応する装備
     ・空調設備
     ・リネン庫及び雑品収納庫の設置かつ鎖錠可能なこと
2. 乳児室の設置及び設備基準
   ① 調乳台、乳製品収納庫及び冷蔵設備
   ② 乳児入浴設備及び作業台
   ③ 入り口に手洗い設備
   ④ 空調設備
   ⑤ 必要な救急設備
     ・酸素

- 鼻管
- 人工気道
- 酸素マスク
- 吸引装置
- 喉頭鏡
- 気管内チューブ
- 蘇生バッグ
- 常備救急薬品

日常活動場所
1. 病床（乳児室を含まない）面積以外に1床平均1.5平米以上

浴室設備
　各寝室ごとに浴室を設備すること

建築物の設計構造及び設備
1. 敷地面積
　　1床（乳児床を含まない）につき、16平米以上（車庫及び宿舎を含まない）
2. 一般設計
　① 建築基準法及び関連法規
　② 居住寝室は自然採光の窓を有すること
　③ 寝室及び浴室はそれぞれ1つの扉を有すること、その幅は少なくとも0.8 M以上とする
3. 空調設備
　① 建築基準法及び関連法規
　② 乳児室の室温は摂氏24-28度、相対湿度は50-80%に維持する
　③ 中央空調の調整系統の電源は火災探知器の自動切断機能と連動させなければならない
4. 消火設備
　① 建築基準法及び消防法など関連法規に従う
5. 安全設備
　① 建築基準法及び関連法規に従う
　② 建物内の廊下、階段、踊り場にはハンドレール、欄干を整備すること
　③ 階段、廊下、浴室、トイレの床には滑り止め措置をとること
　④ 建物内の浴室、トイレにはハンドレールを整備すること
　⑤ 各階の安全区画の防火扉は両端から開閉を可能にし、施錠してはならない
　⑥ べての仕切り、廊下、壁、床、天井は防火構造にし、耐火建材にすること

その他
　① 建物内外の環境整備、衛生の保持に努めなければならない
　② 寝室内は換気、十分な採光に努めなければならない

③ 厨房は清潔を維持し、食物の貯蔵・冷蔵設備を備えなければならない
④ 使用する水の供給は十分であること、飲用水は水質基準の規定に従う
⑤ 適切な照明装置を整備すること
⑥ 蚊、ハエ、ネズミの害を防止する措置をとること
⑦ 貯蔵空間及び可燃物の収納空間は施錠し、かつ火災探知機、自動消火装置を設備しなければならない

基調講演
「切れ目のない母子保健を目指して」

演者　北澤　潤（厚生労働省子ども家庭局母子保健課長；平成30年3月現在）
座長　荒堀　憲二（伊東市市民病院院長）

司会：基調講演を始めます。座長は伊東市市民病院院長の荒堀憲二先生、演者は厚生労働省子ども家庭局母子保健課長の北澤潤先生です。テーマは「切れ目のない母子保健を目指して」です。

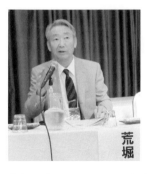

荒堀：子どもたちの出生が減り続けている中で、将来を考えると、子どもたちの支援をどうするかということが非常に重要です。なかなか動かなかったのですが、厚生労働省の英断があり、子育て世代包括支援がスタートしております。今後どのように進めていくのかなど、お話が聞ければと思います。北澤先生、よろしくお願いします。

北澤：今日は第1回の学会ということで、お招きいただきまして、大変ありがとうございます。「切れ目のない母子保健を目指して」ということですが、産前産後ケアを中心にお話をさせていただきます。

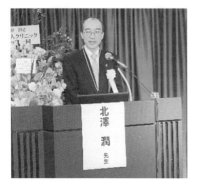

母子保健行政の あゆみと現状

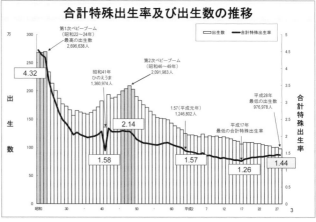

まず母子保健行政についてお話しさせていただければと思います。妊産婦死亡率、乳児死亡率は、戦後かなり高かったのですが、現在はずいぶん低くなっています。合計特殊出生率と出生数をみると、合計特殊出生率は戦後3に近かったのですが、現在は平成17年の1.26から若干増えて1.44となっており、率でいうと若干上向きのよう見えますが、出生数は、第一次、

第二次ベビーブームがあって第三次がなく現在どんどん減少し平成28年は100万人を下回っている状況です。

初婚あるいは出生時の母の年齢の推移をみますと、1975年は第1子を産む年齢は平均25.7歳でしたが、2016年は30.7歳で、40年間で約5歳上がっています。

2011年に、結婚や出産を取り巻く状況についてアンケート調査をしました。全体的な

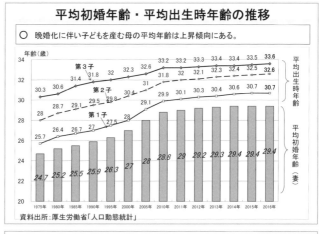

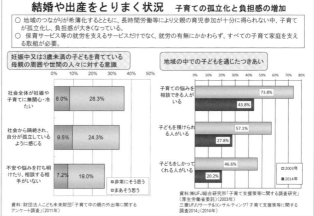

傾向としては、地域のつながりが希薄化し、長時間労働によって父親の育児参加が十分に得られない中で子育ての孤立化、負担感が大きくなっています。それから、保育サービスといった就労を支えるサービスだけでなく、就労の有無にかかわらず、すべての子育て家庭を支える取組みが必要だということが、この調査から分かります。

具体的には、妊娠中または3歳未満のお子さんを育てているお母さんの周囲や世間の人々に対する意識ですが、「社会全体が妊娠や子育てに無関心・冷たい」と感じているお母さんは全体の40％近く、「社会から隔絶され、自分が孤立しているように感じる」といった方も3分の1ぐらいおられます。

地域の中で子どもを通じた付き合いが2003年と2014年の10年間でどう変わったかをみますと、「子育ての悩みを相談できる人がいる」が2003年では73.8％でした

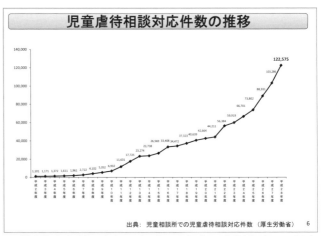

が、2015年は43.8％。「子どもを預けられる人がいる」という割合も57.1％から27.8％、あるいは「子どもをしかってくれる人がいる」の割合も10年前は46.6％で最近では20.2％。やはりお母さん側からみると地域からの支援が非常に薄くなっていると感じられている結果でした。

　児童虐待相談対応件数は、平成2年で1,000件ぐらいでしたが現在は12万件を超え、10数年前から10倍近くになっています。児童虐待に対する関心が高まっていることも反映されていると思いますが、いずれにしても相談件数は非常に多くなっています。

母子保健のあゆみ

母子保健のあゆみを少し振り返らせていただきます。戦前は高い乳児死亡率・妊産婦死亡率の中で1937年から母子保護法がありました。厚生省（現在の厚生労働省）が1938年に設置され、1940年には国民体力法の制定などがありました。

　今の母子健康手帳の前身である妊産婦手帳制度を1942年に開始しています。当時、ミルクや食事、必要な日用品などを配給する引き換えに使うような

役割が妊産婦手帳にありました。戦後は（1948年に）児童福祉法ができ、1965年には母子保健法など、母子保健の施策が徐々に進んできました。

その後、乳児死亡率・妊産婦死亡率は改善しましたが、少子化・核家族化の進行などで1994年に「エンゼルプラン」ができ、2000年に国民健康づくり運動の母子保健版の「健やか親子21」が策定され、10年間の計画ができています。その後、2004年に不妊治療の助成制度が創設されています。

我が国の母子保健行政のあゆみ①

（背景）高い乳児死亡率・妊産婦死亡率、妊婦の流産、早産、死産

- 1937年　保健所法の制定
- 1937年　母子保護法、1938年　社会福祉事業法の制定
- 1938年　厚生省（現、厚生労働省）設置
- 1940年　国民体力法の制定、1941年　人口政策確立要綱を決定
- **1942年　妊産婦手帳制度（現、母子健康手帳）の開始**
- 1947年　厚生省に児童局設置、母子衛生課の新設、児童福祉法の制定
- 1948年　児童福祉法の施行、母子保健対策要綱の策定、予防接種法の制定・施行
- 1965年　母子保健法制定（児童福祉法から独立）・施行（1966年）

～ 児童福祉法、予防接種法、母子保健法のもとで、施策の整備・充実 ～
- 妊産婦・乳幼児への健康診査の徹底
- 妊産婦・乳幼児への保健指導の充実
- 先天性代謝異常等検査事業の実施・充実
- 未熟児養育医療の給付、慢性疾患を抱える児童への医療費助成、結核児童の療育医療の給付等の公費負担医療の実施・充実
- 妊婦・乳幼児への予防接種の徹底

我が国の母子保健行政のあゆみ②

（背景）○乳児死亡率・妊産婦死亡率の改善
　　　　○少子化・核家族化の進行・女性の社会進出による子どもを生み育てる環境の変化

- 1994年　「エンゼルプラン」の策定
- 1999年　「新エンゼルプラン」の策定
- **2000年　「健やか親子21」（2001～2010年）の策定**
- 2004年　不妊治療への助成事業の創設
　　　　「少子化社会対策大綱」、「子ども・子育て応援プラン」の策定
- 2009年　「健やか親子21」の計画期間を4年延長し、2014年までとする
　　　　※次世代育成支援対策推進法に基づく計画と一体的に推進するため計画期間をそろえた
- 2012年　子ども・子育て支援法の制定

（背景）○乳児死亡率・妊産婦死亡率などが世界有数の低率国に
　　　　○晩婚化・晩産化、育児の孤立化などによる妊産婦・乳幼児を取り巻く環境の変化

- **2015年　「健やか親子21（第2次）」（2015～2024年度）の策定**
　　　　子ども・子育て支援法の施行

（背景）○児童虐待など子どもや家庭を巡る問題が多様化・複雑化する中、新たな子ども家庭福祉を構築することが喫緊の課題に

- 2016年　児童福祉法等の一部改正（平成29年4月1日施行）
　　　　※児童虐待について発生予防から自立支援まで一連の対策の更なる強化
　　　　※母子健康包括支援センターの全国展開

ここ10年ぐらいの動きですが、2012年には子ども・子育て支援法ができきました。少子化の進行に加えて晩婚化・晩産化、それから育児の孤立化など妊産婦や乳幼児を取り巻く環境の変化に対応すべく、このような法律ができています。直近では、児童虐待など、問題がさらに多様化・複雑化していることも踏まえて、児童福祉法が一部改正されました。子育て世代包括支援センターも法律の中に位置付けられました。私ども行政官は法律の改正が非

常に大きな仕事の1つですが、児童福祉法は子育て支援に関して大きな役割を担っている法律です。これが平成28年と29年に2年連続で改正されています。児童福祉法の理念の明確化ということで、児童は、適切な養育を受け、健やかな成長・発達や自立等を保障されること等の権利を有することが明確化されました。当然、国・地方公共団体がそれの支援を推進する役割も明確化しています。

最近少しずつ取り上げられていますが、いわゆるしつけの問題です。親権者は、児童のしつけに際して、教育に必要な範囲を超えてお子さんを懲戒してはならない、懲らしめてはならないということが明記されています。こういったことを受けて、しつけをする際には、体罰や暴言は必ずしもお子さんのためにならないですよということを伝えるために「愛の鞭ゼロ作戦」をスタートして、パンフレットやホームページに記載しています。そのほか、児童虐待のいろいろな取組みがされています。養子縁組の制度が日本はなかなか進んでいませんが、虐待を予防する観点からもこれからきちんと進めていこうと思います。こういったことが平成28年の法律の改正です。

母子保健の支援体制

母子保健全般の支援体制ですが、妊娠すれば妊娠の届け出、母子健康手帳交付があります。その後、妊婦健康診査や妊婦訪問、両親学級があって、出産、そして産婦健康診査、新生児訪問、それから乳児の家庭を全戸訪問する。お子さんの発達を確認する１歳６か月児健康診査と３歳児健康診査も行われています。

相談窓口について言えば、自治体で子育て世代包括支援センターや子育て支援拠点などがあります。時代背景が変わっていることを踏まえて、妊産婦・乳幼児を取り巻く環境の変化に対応する支援のあり方を見直す時期に来ているのではないかということです。

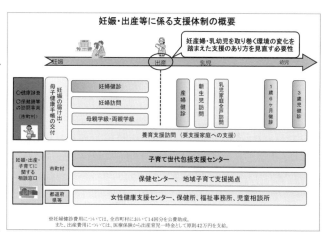

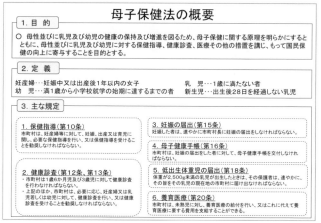

母子健康手帳

日本では母子健康手帳というのは1つの大きな文化だと思います。70年を超える歴史があり、世界でも「母子手帳」と言えばかなり通じる言葉だと聞いております。

母子健康手帳は妊産婦さん、あるいは保護者の方へいろいろな情報を提供する役割もあり、妊婦さんとお子さんの健康の記録を保存し、それが専門家の間で情報共有される記録ツールとしての役割もあります。母子健康手帳1つで、例えば予防接種についてはロット番号まで分かるなど、非常に大きなツールだと思います。

妊婦健康診査も公費負担で全ての市区町村で14回以上行われる仕組みが

母子健康手帳について

概要
- 市町村が、妊娠の届出をした者に対して交付（母子保健法第16条第1項）。
- 妊娠、出産及び育児に関する一貫した健康記録であるとともに、乳幼児の保護者に対する育児に関する指導書である。

構成と内容
① 必須記載事項（省令事項）：妊産婦・乳幼児の健康診査、保健指導に関する記録等
　必ず記載しなければならない全国一律の内容。厚生労働省令で様式を規定している。
　ex. 妊娠中の経過、乳幼児期の健康診査の記録、予防接種の記録、乳幼児身体発育曲線
② 任意記載事項（通知事項）：妊産婦の健康管理、乳幼児の養育に当たり必要な情報等
　自治体の任意で記載する内容。厚生労働省令で記載項目のみを定め、通知で様式を示している。
　自治体独自の制度等に関する記載も可能。
　ex. 日常生活上の注意、育児上の注意、妊産婦・乳幼児の栄養の摂取方法、予防接種に関する情報

沿革

年次	名称	内容
昭和17年～	妊産婦手帳	出産の状況、妊産婦・出産児の健康状態等
昭和23年～	母子手帳	乳幼児期までの健康状態の記録欄等の追加
昭和41年～	母子健康手帳	医学的記録欄がより詳細に 保護者の記録欄等の追加（育児日誌的性格も付加）
平成4年～	母子健康手帳	交付主体が都道府県又は保健所を設置する市から市町村へ 手帳の後半部分を任意記載事項に

※平成22年乳幼児身体発育調査、近年の社会的変化及び母子保健の変化等を踏まえ、「母子健康手帳に関する検討会」を開催し、平成23年11月に報告書を取りまとめ、その報告書を踏まえ必須記載事項（省令）及び任意記載事項（通知）の様式改正が行った。→平成24年4月1日から各市町村において新様式を交付

妊婦健康診査について

根拠
- 母子保健法第13条（抄）
　市町村は、必要に応じ、妊産婦又は乳児若しくは幼児に対して、健康診査を行い、又は健康診査を受けることを勧奨しなければならない。

妊婦が受診することが望ましい健診回数
※「妊婦に対する健康診査についての望ましい基準」（平成27年3月31日厚生労働省告示第226号）
① 妊娠初期より妊娠23週（第6月末）まで　　　　　：4週間に1回
② 妊娠24週（第7月）より妊娠35週（第9月末）まで　：2週間に1回
③ 妊娠36週（第10月）以降分娩まで　　　　　　　：1週間に1回
　（※ これに沿って受診した場合、受診回数は14回程度である。）

公費負担の現状（平成28年4月現在）
- 公費負担回数は、全ての市区町村で14回以上実施
- 里帰り先での妊婦健診の公費負担は、全ての市区町村で実施
- 助産所における公費負担は、1,739の市区町村で実施（1,741市区町村中）

公費負担の状況
- 平成19年度まで、地方交付税措置により5回を基準として公費負担を行っていたが、妊婦の健康管理の充実と経済的負担の軽減を図るため、必要な回数（14回程度）の妊婦健診を受けられるよう、平成20年度第2次補正予算において妊婦健康診査支援基金を創設して公費負担を拡充。
- 平成22年度補正予算、平成23年度第4次補正予算により、積み増し・延長を行い公費負担を継続。（実施期限：平成24年度まで）
- 平成25年度以降は、地方財源を確保し、残りの9回分についても地方財政措置により公費負担を行うこととした。

整っています。乳幼児健康診査は法律で義務的に求められているのは1歳6か月児と3歳児ですが、それぞれ95％ぐらいのお子さんが受けられています。

乳幼児健康診査（1歳6か月児健診・3歳児健診）について
※平成17年度に一般財源化（地方交付税措置）
○ 市町村は、1歳6か月児及び3歳児に対して、健康診査を行う義務があるが、その他の乳幼児に対しても、必要に応じ、健康診査を実施し、また、健康診査を受けるよう勧奨しなければならない。
○ 根 拠 （母子保健法）
第12条 市町村は、次に掲げる者に対し、厚生労働省令の定めるところにより、健康診査を行わなければならない。
1 満1歳6か月を超え満2歳に達しない幼児
2 満3歳を超え満4歳に達しない幼児
第13条 前条の健康診査のほか、市町村は、必要に応じ、妊産婦若しくは乳児若しくは幼児に対して、健康診査を行い、又は健康診査を受けることを勧奨しなければならない。

1歳6か月児健診	3歳児健診
○ 健診内容 ① 身体発育状況 ② 栄養状態 ③ 脊柱及び胸郭の疾病及び異常の有無 ④ 皮膚の疾病の有無 ⑤ 歯及び口腔の疾病及び異常の有無 ⑥ 四肢運動障害の有無 ⑦ 精神発達の状況 ⑧ 言語障害の有無 ⑨ 予防接種の実施状況 ⑩ 育児上問題となる事項 ⑪ その他の疾病及び異常の有無	○ 健診内容 ① 身体発育状況 ② 栄養状態 ③ 脊柱及び胸郭の疾病及び異常の有無 ④ 皮膚の疾病の有無 ⑤ 眼の疾病及び異常の有無 ⑥ 耳、鼻及び咽頭の疾病及び異常の有無 ⑦ 歯及び口腔の疾病及び異常の有無 ⑧ 四肢運動障害の有無 ⑨ 精神発達の状況 ⑩ 言語障害の有無 ⑪ 予防接種の実施状況 ⑫ 育児上問題となる事項 ⑬ その他の疾病及び異常の有無
○ 受診人数（受診率） 1,008,449人（95.7％）	○ 受診人数（受診率） 1,017,584人（94.3％）

健診内容は、厚生労働省令（母子保健法施行規則）で示す検査項目。
受診人数・受診率：厚生労働省「地域保健・健康増進事業報告」（平成27年度）による。

女性健康支援センター事業

女性健康支援センター事業は、都道府県・指定都市・中核市に設置をお願いしております。妊娠関連では予期せぬ妊娠、不妊、メンタルヘルスケア、性感染症などの相談にのるという仕組みです。

女性健康支援センター事業
○ 事業の目的 　思春期から更年期に至る女性を対象とし、各ライフステージに応じた身体的・精神的な悩みに関する相談指導や、相談指導を行う相談員の研修を実施し、生涯を通じた女性の健康の保持増進を図ることを目的とする。
○ 対象者 　思春期、妊娠、出産、更年期、高齢期等の各ライフステージに応じた相談を希望する者 　（不妊相談、望まない妊娠、メンタルヘルスケア、性感染症の対応を含む）
○ 事業内容 　(1) 身体的、精神的な悩みを有する女性に対する相談指導 　(2) 相談指導を行う相談員の研修養成 　(3) 相談体制の向上に関する検討会の設置 　(4) 妊娠に悩む者に対する専任相談員の配置 　(5) （特に妊娠に悩む者）が、女性健康支援センターの所在等を容易に把握することができるよう、その所在地及び連絡先を記載したリーフレット等を作成し、対象者が訪れやすい店舗等で配布する等広報活動を積極的に実施
○ 実施担当者 ・・・ 医師、保健師又は助産師
○ 実施場所（実施主体：都道府県・指定都市・中核市） 　全国70ヶ所（平成29年7月1日時点） ※自治体単独17ヶ所、（保健所33ヶ所、助産師会・看護協会14ヶ所、その他23ヶ所含む） 　47都道府県、札幌市、仙台市、さいたま市、千葉市、横浜市、川崎市、新潟市、静岡市、浜松市、名古屋市、京都市、大阪市、神戸市、広島市、福岡市、盛岡市、八戸市、川越市、八王子市、船橋市、柏市、北九州市
○ 予算額等　　平成30年度予算案　86百万円　（基準額 148,900円×実施月数）補助率 国1/2、都道府県・指定都市・中核市1/2 　　　　　　　　　　　　　　　　　　　　　　　　　　　　　　　　　　　　　（夜間・休日加算の新設）
○ 相談実績　平成28年度：87,642件（内訳：電話38,507件、面接43,868件、メール3,960件、その他1,307件） ○ 相談内容　・女性の心身に関する相談(27,701件)　・不妊に関する相談(106,089件)　・思春期の健康相談(8,742件) 　　　　　　　・妊娠・避妊に関する相談(6,614件)　・メンタルケア(11,361件)　・婦人科疾患・更年期障害(471件)　・性感染症等(572件)

不妊専門相談センター事業

不妊専門相談センターは、都道府県と指定都市・中核市に設置をお願いしていますが、現在全国で66か所あり、大学病院・公立病院あるいは保健所などに設置されています。28年6月に閣議決定された「ニッポン一億総活躍プラン」で、不妊専門相談センターを2019年度までに全都道府県・指定都市・中核市に設置するという目標を掲げています。助産師や保健師を中心に相談に乗っていただいています。

子どもの心の診療ネットワーク事業

子どもの心の診療ネットワークは、心に問題を持つお子さんやご家族を支援する仕組みで、都道府県等に拠点病院を設けて、関係機関に専門家を派遣したり、医療関係者、専門職の研修を行ったり、講習会あるいは普及啓発などを行っています。現在、19の自治体に拠点病院が設置され、地域の医療機関、あるいは保健所、市町村保健センターと連携しながら子ども

の心の問題に取り組んでいるところです。

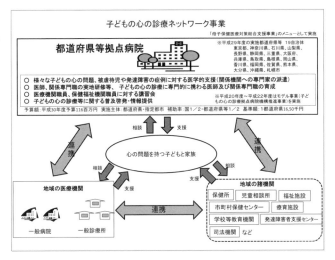

児童虐待防止医療ネットワーク事業

児童虐待防止医療ネットワーク事業は11の自治体で行われています。拠点病院の中に虐待に関するコーディネーターを設置し、精神科や各科の医師、保健師、心理職や看護師と連絡・調整を行ったり、地域の診療所や病院への相談・助言をしたり、あるいは自治体や児童相談所などと連携を図り、虐待の防止についても進めて

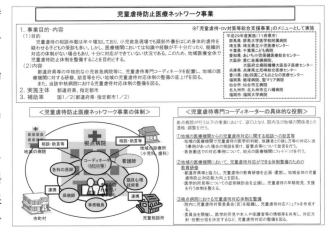

基調講演　切れ目のない母子保健を目指して

いこうという仕組みです。

「健やか親子21」

「健やか親子21」は母子保健の国民運動計画の位置付けです。現在は第2次の計画で、平成27年度からスタートしています。これは住民、親子を支援していく様々な取組みを計画して進めています。この中には3つの基盤課題と2つの重点課題の合わせて5つの課題があり、少子化や産後うつ、低出生体重児の課題、あるいは心の問題、食育、たばこの問題などの課題に対応できるように計画しております。

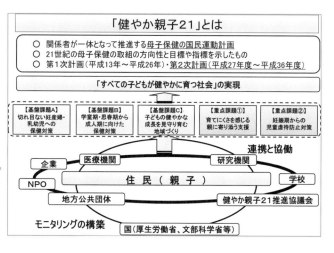

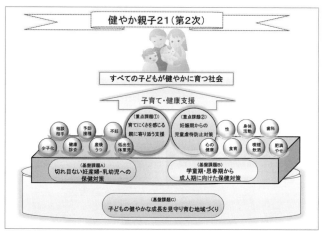

5つの中に、大きな基盤課題として「切れ目ない妊産婦・乳幼児への保健対策」を位置付けています。全体の目標としては、すべての子どもが健やかに育つ社会を目指して健康水準の指標を設定し、具体的な健康行動をどうしたらよいかの指標や環境整備の指標を設定しております。

子ども・子育て支援新制度スタート

　子ども・子育て支援新制度の立上げの経緯の説明をさせて頂きます。平成24年8月に成立した子ども・子育て関連3法は、幼児教育、保育、地域の子ども・子育て支援を総合的に推進していこうという法律です。財源については、消費税の引上げによって確保する0.7兆円程度を含めて確保し、支援の質だけでなくて量の拡大を図っていくことを目指

子ども・子育て支援新制度がスタート（平成27年4月）

○ 自公民3党合意を踏まえ、子ども・子育て関連3法が成立（平成24年8月）。幼児教育・保育・地域の子ども・子育て支援を総合的に推進。

○ 消費税の引き上げにより確保する0.7兆円程度を含め、追加の恒久財源を確保し、すべての子ども・子育て家庭を対象に、幼児教育、保育、地域の子ども・子育て支援の質・量の拡充を図る。

○ 新制度は平成27年4月に本格施行。市町村が、地方版子ども・子育て会議の意見を聴きながら、子ども・子育て支援事業計画を策定し、実施。

アベノミクス　新・三本の矢

新・第一の矢	新・第二の矢	新・第三の矢
希望を生み出す強い経済	夢をつむぐ子育て支援	安心につながる社会保障
新・第一の矢の的 GDP600兆円	新・第二の矢の的 希望出生率1.8	新・第三の矢の的 介護離職ゼロ

「ニッポン一億総活躍プラン」（平成28年6月2日　閣議決定）
新たな第二の矢は、「夢をつむぐ子育て支援」である。一億総活躍の最も根源的な課題は、人口減少問題に立ち向かうこと。一人でも多くの若者たちの、結婚や出産の希望を叶える。これが「希望出生率1.8」の目標であり、あくまで一人ひとりの希望であって、結婚したくない人、産みたくない人にまで、国が推奨しようというわけではない。

して、27年4月に本格的に実施されています。市町村においても、地方版の子ども・子育て会議の意見を聞きながら、事業計画の策定、実施をお願いしています。

この取組みの中で、アベノミクスで三本の矢と言っていますが、そのうちの新しい第二の矢の中に「夢をつむぐ子育て支援」が掲げられています。新・第二の矢の的で希望出生率1.8を掲げていますが、理念としては、1人でも多くの若者たちの結婚や出産の希望を叶える。これは希望出生率ですので、あくまでも1人ひとりのご希望ということで、結婚したくない方とか、子どもを産みたくない人にまで国が推奨しようとするものではないということです。

第二の矢をもう少し詳細に示しています。課題としては働き方の問題、職場環境の改善が必要になります。

それから、育児休業と保育を組み合わせて就業を継続できる環境も必要であろうし、妊

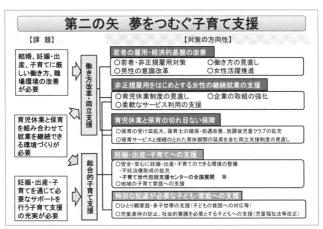

娠・出産・子育てを通じて必要なサポートを行う子育て支援の充実が必要です。こういった大きな3つの課題を踏まえ、働き方改革・両立支援ということ、それから総合的な子育て支援という2つに分かれています。総合的な子育て支援の中の安全で安心して妊娠・出産・子育てができる環境の整備という中に明示的に子育て世代包括支援センターを全国展開することが盛り込まれています。

子育て世代包括支援センターの経緯をもう少し細かく示しますと、松峯先生のところをはじめ、先進的に産後ケア等に取り組んでいらしたところはありましたが、国として始めたのは平成26年度で、妊娠・出産

包括支援モデル事業を29の市町村でスタートしています。個人的には、制度化されるまでの期間は相当スピード感を持って動いてきましたので、自治体に勤務されている方も相当速く動いてきたなという感触を持たれていると思います。

26年12月には「まち・ひと・しごと創生総合戦略」が閣議決定されています。この中で子育て世代包括支援センターを緊急的取組みとして50か所、2015年度までに150か所、そして、地域の実情を踏まえてですが、おおむね5年後までに全国展開を目指すことが26年に既に打ち出されています。

その後、少子化社会対策大綱にも盛り込まれていますし、先ほど申し上げた児童福祉法の一部改正で「母子健康包括支援センター」、通称「子育て世代包括支援センター」が、母子健康法の法律の条文中に盛り込まれています。そして、28年の「ニッポン一億総活躍プラン」の中で、2020年度末、東京オリンピックが開かれる年の年度末までに全国展開を目指すことが閣議決定されています。

そして、センターの支援の対象者ですが、すべての妊産婦、乳幼児（就学前）とその保護者が主たる

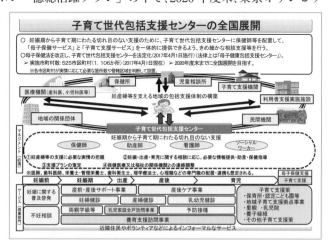

ものですが、その保護者は、1人親、あるいは里親なども含めたすべての方が対象となります。子育て世代包括支援センターのモデルとなっているのは、ご承知と思いますが、フィンランドのネウボ

センターの支援対象者
支援対象者： 　全ての妊産婦、乳幼児（就学前）とその保護者 　（保護者には、ひとり親、若年親、事実婚、里親も含む。） 　妊娠・出産期から子育て期（特に3歳まで）にわたり切れ目なく支援。 　ポピュレーションアプローチを基本とする。 　（支援ニーズが顕在化していない利用者も、継続的に把握。）

ラという仕組みです。これもフィンランドの文化として何十年にわたって続いていますが、そのフィンランドのネウボラを参考に日本の仕組みをつくっていこうということです。現時点で対象とする方は、妊娠・出産期から特に3歳まで、就学前までが中心になるだろうという考え方です。

　もう1つの支援のあり方として重要なのは、ポピュレーションアプローチを基本とするということとしていますので、支援ニーズが顕在化していない利用者も継続的に把握していこうという理念を持っています。

センターの役割としては包括的なサービスと言っていますが、従来、市町村保健センターとか母子保健センターでやられていた「母子保健サービス」と「子育て支援サービ

子育て世代包括支援センターの役割
包括的なサービス（「母子保健サービス」、「子育て支援サービス」の両方を含む。）を、妊娠期から子育て期にわたり、切れ目なく提供するためのマネジメントを行う。
①妊産婦等の状況の継続的把握
②妊娠・出産・育児に関する相談に応じ、必要な情報提供・助言
③支援プランの策定
④保健、医療、福祉、教育の関係機関との連絡調整

ス」の両方を含むことが特徴で、これを妊娠期から子育て期にわたり切れ目な

く提供するためのマネジメントを行うということです。

大きくは4つの役割があるとしていますが、1つは、妊産婦さん等の状況を継続的に把握する。2つ目が、妊娠・出産・育児に関する相談に応じて必要な情報提

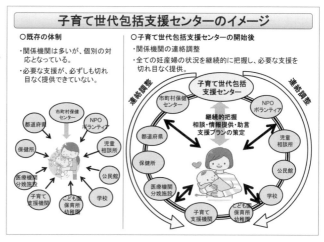

供・助言をする。3つ目は、必要に応じて支援プランを策定していく。4つ目が、保健、医療、福祉、教育の関連機関との連絡調整です。

センターのイメージですが、今まで市町村保健センターはじめ、NPOのボランティア、あるいは学校、こども園、医療機関、児童相談所と様々な支援がされていたわけですが、これをお子さんあるいは保護者の方を中心に切れ目なく支援するために連絡調整を重視し、継続的に状況を把握し、そして助言をするプランを策定していく。こういったことで利用者の方の目線に立った支援を目指していこうと考えています。

高齢者は介護保険のように仕組み的にはかなり明確なものがありますが、母子保健あるいは子育て世代包括支援センターを中心とした仕組みはまだ法律が改正されたばかりで、これからというところではあります。センターの大きな役割はマネジメントの部分です。高齢者の地域包括支援センターをイメージしていただくと分かりやすいと思います。

具体的なサービスの中に、この学会の本題でもある産前・産後のサポート、あるいは産後ケア事業が位置付けられています。そのほかにもいろいろな普及啓発、妊婦健康診査とか産婦健康診査、乳幼児健康診査、予防接種、あるいは保育所とか地域の子育て支援などがサービスとしてマネジメントのもとに提供されるといった関係性になります。

産前・産後サポート事業

産前・産後の様々な事業をご紹介したいと思います。まず、産前・産後サポート事業は厚生労働省の事業として位置付けられています。これは助産師など専門家の方の相談も

産前・産後サポート事業

事業目的等
○妊産婦等が抱える妊娠・出産や子育てに関する悩み等について、助産師等の専門家又は子育て経験者やシニア世代等の相談しやすい「話し相手」等による相談支援を行い、家庭や地域での妊産婦等の孤立感を解消を図ることを目的とする。

実施主体
○市町村　（本事業の趣旨を理解し、適切な実施が期待できる団体等に事業の全部又は一部を委託することができる）

対象者
○身近に相談できる者がいないなど、支援を受けることが適当と判断される妊産婦及びその家族。

事業の概要
○事業の内容
　①利用者の悩み相談対応やサポート
　②産前・産後の心身の不調に関する相談支援
　③妊産婦等をサポートする者の募集
　④子育て経験者やシニア世代の者等に対して産前・産後サポートに必要な知識を付与する講習会の開催
　⑤母子保健関係機関、関係事業との連絡調整
○実施方法、実施場所等
　①「アウトリーチ（パートナー）型」…実施担当者が利用者の自宅に赴く等により、個別に相談に対応
　②「デイサービス（参加）型」……公共施設等を活用し、集団形式により、同じ悩み等を有する利用者からの相談に対応
○実施担当者　(1)助産師、保健師又は看護師
　　　　　　　(2)子育て経験者、シニア世代の者等
　　　　　　　（事業内容②の産前・産後の心身の不調に関する相談支援は、(1)に掲げる専門職を担当者とすることが望ましい）
○予算額案　30年度予算案　746百万円
　　　　　　（30'基準額　人口10～30万人の市町村の場合　11,729千円）（補助率　国1/2、市町村1/2）
　　　　　（平成26年度より、妊娠・出産包括支援モデル事業の一部として事業開始。平成28年度は182市町村において実施）

ありますが、特徴は子育ての経験者、あるいはシニア世代などの相談しやすい「話し相手」の方が相談支援を行います。これによって支援が必要とされる方の家庭とか地域での孤立感の解消を図っていこう、そういった目的で実施しています。これは実施される主体は市町村です。

　事業の内容は、相談支援とか必要なサポート、あるいは、具体的に支援をされる子育て経験者の方に対して必要な知識を持っていただく講習会を実施し、必要な連絡調整をする。実施方法としてはアウトリーチ型とデイサービス型の2つに分かれています。アウトリーチ型では実際に利用者の自宅に実施担当者が赴いて個別に相談することもありますし、デイサービス型では公共施設等を利用して集団形式で実施したりします。現在、徐々に広がりつつあり、これからも増えていくと思いますが、全国で1,700ぐらいの市町村があるうち、28年度では180ぐらいの市町村で実施しています。

　産後ケア事業は、実施主体は市町村です。補助の対象者は、家族等から十分な家事、育児の援助を得られない褥婦及びその新生児・乳児ということで、そ

の中でも産後に心身の不調とか育児不安のある方、あるいは、その他、特に必要と考えられる方々とさせていただいています。

利用日数は、現在のところは7日以内とさせていただいています。そして、具体的な支援の内容は、褥婦とか新生児に対する保健指導、授乳指導、それから褥婦に対する療養上の世話、そのほか様々な保健指導、心理的ケア、カウンセリング、育児に関する指導、育児サポートも必要に応じて実施していきます。

事業には、宿泊型、デイサービス型、アウトリーチ型の3つの形態があります。宿泊型については後ほど細かくお話しします。現在、この補助事業を使って平成28年度で179市町村が実施しています。

産後2週間や1か月などに2回分を助成する産婦健康診査事業が、平成29年度からスタートしています。

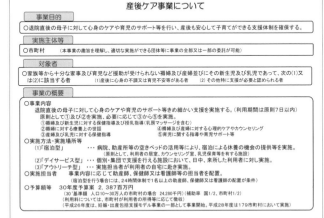

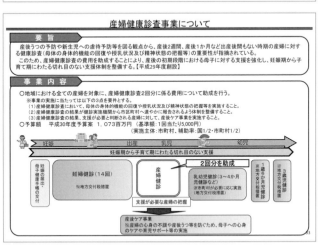

来年度は実施件数でいうと3倍ぐらいの予算の要求をしていますが、これから徐々に広がっていくことを期待しています。

「地域共生社会」が政府全体の取組みとして進められており、これは自治体が全て実施するというよりも、住民の皆さんが主体的に地域の課題を把握して解決に取り組む仕組みを進め

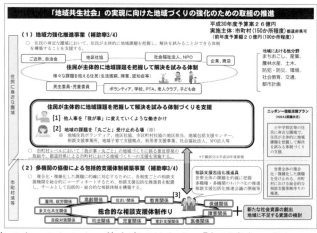

ていこうという視点です。これから、他人事ではなく、「わが事」に変えていくような働きかけ、あるいは地域の課題を「丸ごと」受け止める場をもう少し充実させていこうということです。

地域の社協あるいは地域包括支援センターというのも丸ごと受け止める場としてありますが、子育て支援包括支援センターも今後、地域の課題を丸ごと受け止めていただけるような場になればと考えております。

子育て支援包括支援センターは、先ほど申し上げた通りすべてのお子さんと保護者の方々を対象にしていますので、虐待などいろいろな課題に対応するリスクの程度でいいま

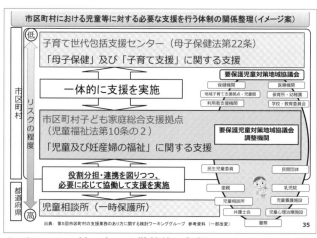

すと、どちらかといえばリスクの低い方々を継続的に把握していただいて必要な支援につなげることになります。そのほか市区町村子ども家庭総合支援拠点

というのもありますし、場合によって児童相談所、要保護児童対策地域協議会とも連携していくということが理念としてあります。

　私どもは子育て世代包括支援センター、あるいは産後ケア事業をこれから皆様方と一緒につくっていきたいと思っていますが、そうはいっても実施の主体が市区町村になって

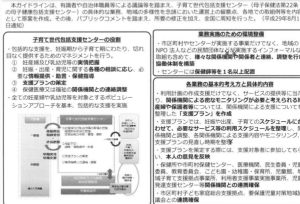

いますので、どのように進めていったらいいか非常に分かりづらいというお声もありました。今日いらっしゃる林謙治先生はじめ、関係者の方々にご協力いただきまして、28年度に調査研究で子育て世代包括支援センター業務ガイドラインを作成し、昨年8月に公開させていただいています。センターの役割を明示したり、イメージとして分かりやすいものを示したり、具体的に業務をどのように進めるかということもこのガイドラインにお示ししています。ホームページにも載っていますので、ぜひご覧いただければと思います。

　それから、産前・産後サポート事業と産後ケア事業についても、同じく昨年の8月にガイドラインを作成させていただいています。これもホームページに載っていますのでご覧いただければと思いますが、ガイドライン上は、産後ケア事業の対象の時期は出産直後から4か月ごろまでを目安としています。

　そして、実施担当者は助産師、保健師、看護師を1名以上置いていただく。その上で、必要に応じて心理に関する専門の方、栄養士、保育士等の育児に関する知識を有する方を置いていただく。実施方法は先ほど申し上げた3つですが、宿泊型については、病院や病床を有する診療所、それから入所施設を有す

る助産所があります。今まで助産所というのは分娩の部屋を置かなければいけなかったのですが、分娩を行わない場合には必要ないと、医療法の施行規則が改正されました。

そういった医療

産前・産後サポート事業ガイドライン・産後ケア事業ガイドラインについて

本ガイドラインは、有識者や自治体職員等による議論等を踏まえ、原案を作成。その後、パブリックコメントを踏まえ、所要の修正を加え、全国に周知を行った。（平成29年8月1日通知）

産前・産後サポート事業の主な概要

- **〈内容〉** 傾聴等による不安の軽減、育児の手技の確認、地域保健、子育て支援に係る情報の提供、仲間づくり等により安心して妊娠期を過ごし、育児に臨めるようサポートする。
- **〈対象者〉** 妊娠・出産・育児に不安を抱えていたり、身近に相談できる者がいないなど社会的な支援が必要である者
- **〈実施時期〉** 妊娠初期から産後4か月頃までを目安
- **〈実施担当者〉** 子育て経験者やシニア世代の者、心理に関しての知識を有する者、育児に関する知識を有する者
- **〈実施方法〉** 利用者の家庭を訪問するアウトリーチ（パートナー）型、保健センター等で行うデイサービス（参加）型に分けられる。さらにデイサービス型は集団型と個別型に分けられ、それぞれの特性に応じた場所等で実施
- **〈実施者の募集・研修〉** 地域の人的資源（母子保健推進員、愛育班員等）の活用はもとより、子育て経験者やシニア世代の方を募集し研修を行い、実施担当者として本事業への参画を進める。
- **〈事業の評価〉** 定期的に評価し、運営方法を見直す。利用者の声や満足度を反映することが望ましい。

産後ケア事業の主な概要

- **〈内容〉** 母親の身体的回復のための支援、授乳の指導及び乳房ケア、新生児及び乳児の状況に応じた具体的な育児指導等により、健やかな育児ができるよう支援する。
- **〈対象者〉** 出産後の身体的な不調や回復の遅れがあり休養の必要がある者、出産後の心理的不調があり身近に相談できる者がいない者、育児について保健指導の必要がある者など、身体的、心理的、社会的側面等に困難を抱える者
- **〈実施時期〉** 出産直後から4か月頃までを目安
- **〈実施担当者〉** 助産師、保健師、看護師を1名以上置く。（そのに応じて、心理に関しての知識を有する者、管理栄養士、保育士等の育児に関する知識を有する者を置く。）
- **〈実施方法〉** 宿泊型、アウトリーチ型、デイサービス型（個別・集団）の3種類の実施方法に分けられ、それぞれの特性に応じた場所等で実施。宿泊型については、病院、病床を有する診療所及び入所施設を有する助産所以外に、旅館業法の適用を受ける「**旅館業型**」、市町村が条例等で定める衛生管理基準（助産所に準ずる基準）に従って実施する「**市区町村独自基準型**」を規定。
- **〈事業の評価〉** 定期的に評価し、運営方法を見直す。利用者の声や満足度を反映することが望ましい。

機関以外でどういうところが考えられるかをガイドラインで示していますが、当然、いろいろな衛生基準を守っていただく必要があります。旅館業法の適用を受ける旅館業型がありますし、もう1つは、自治体からの要望も踏まえて明確にしましたが、市町村が助産所に準ずる基準を条例でつくっていただいて、それに従って実施する市区町村独自基準型といったものもお示ししています。このあたりはいろいろな法律関係の整理が必要な部分がありますので、もし疑問がある場合には、自治体の医政関係や衛生関係の担当部局と連携して、ご相談いただいて取り組んでいただければと思います。

本日は母子保健法の大きな転換点を迎えるというお話をさせていただきました。子育て世代包括支援センター、産後ケアを進めていくに当たってまだまだ課題はあるかと思いますが、海外の事例や今までの日本の文化も踏まえながら、日本の仕組みを皆さんとともにつくっていきたいと思います。

これからも実践されている学会の皆様方のご意見を様々な形で聞かせていただいて、ぜひとも切れ目のない母子保健、あるいは広く子育て支援を皆様とともに行っていきたいと思います。

最後になりますが、本日お集まりの皆様方と、この学会のご発展を祈念して講演を終わりたいと思います。ご清聴、どうもありがとうございました。

ランチョンセミナー
「あたたかい心を育む」

演者：仁志田 博司（東京女子医科大学名誉教授）
座長：松峯 寿美（松峯婦人クリニック院長）

司会：ランチョンセミナーを始めたいと思います。ランチョンセミナーのスポンサーは、松峯会長の母校の東京女子医科大学の同窓会で一般社団法人至誠会がお引き受けくださいました。演者は東京女子医科大学名誉教授・仁志田博司先生です。テーマは「あたたかい心を育む」です。

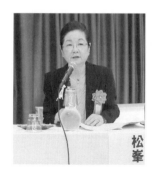

松峯：今日ご講演いただきます東京女子医科大学名誉教授・仁志田博司先生は、1980年に東京女子医科大学母子センターが設立されたときに、新生児部門の創設者・教授としてご着任されました。先生からは私もいろいろと勉強させていただいております。今日は「あたたかい心を育む」ということで、ご講演を楽しみにしていました。よろしくお願いします。

仁志田：ランチョンセミナーなので、気軽にお聞きください。
　さて、お母さん方にどんなお子さんに育てたいですかと聞くと、返ってくる答えは、昔は「五体満足」だったですね。ところが、僕はたまたま20年位前に、育児相談を受けながら中国9,000キロを旅しました。20年近く前ですから中国はまだ貧しかったのですが、それでもお母さん方が僕にしてくる質問は、「どういう食べ物を食べたら、どんなことをしたら頭がよくなりますか」なんです。中国は当時から競争社会なんですね。

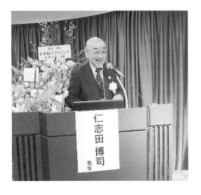

　どんなに頭がよくても幸せにはなりません。東大・慶應に行った人がみんな幸せですか？ちょっと変な人がいるんじゃないですかね（笑）。幸せでない人は他人の心が読めない人です。心の優しい人というのは、相手の心がよく分かる人です。ですから自分のお子さんに幸せになってもらいたかったら、頭がよくすることよりもやさしい心を持たせることが大切です。スポーツマンでもプロ野球の選手でも変な人がいるでしょ。体が五体満足でどんなに体力があって運動能力があっても、心がやさしくなければ幸せにはなりません。

子どもの幸せとは

　日本という国は子どもの生存率が世界一なのは間違いないのですが、それだけではなく、昔の日本は世界で一番子どもが幸せな国でした。それは間違いないです。渡辺京二が書いた『逝きし世の面影』という本をお読みになった方はおられませんか？その中の第12章が「子どもの楽園」となっているんです。

　江戸時代の日本は鎖国していました。だから西洋人にとって日本という国は不思議な国でした。明治維新になって多くの西洋人が日本に来ましたが、見るもの聞くもの何もかもが珍しいものだから、日本に関する何千何万という本を書いたのです。欧米人が日本について書いた、そういう手記・書簡を集め紹介したのが『逝きし世の面影』です。それを見ると、どの本にも日本人ほど子どもを可愛がる国民はいない、日本ほど子どもが幸せな国はない、と異口同音に書いてあるんです。

　ピタウ大司教というヨハネ2世にお仕えしバチカンの教育長官をされた方がおられます。上智大学の学長をされた方で、私はいろいろ教えを受けました。

バチカンにはイエズス会という布教に熱心なグループがあるのですが、ピタウ大司教はその宣教師として20代から世界中を飛び回っていました。1952年に日本に来て日本は素晴らしい国だと感動し、60年前に日本に帰化され、日本で亡くなっています。なぜ帰化されたのかの理由は、子どもを見ていたからです。日本の子どもは素晴らしい。きちんと挨拶する、目上の人を敬う、どんな田舎に行っても一番立派なのは学校だ、ということで神父は世界中の国を見ていますから日本の素晴らしさが分かったんです。

「あたたかい心」

日本の子育てのベースにあるのは、子どもは脆く儚い存在であるというものです。赤ちゃんの死亡率は今でこそ世界一低いですが、それでも出産前後それから新生児時期には死亡することも多いのです。ですから子どもが元気に育つことを願って七五三だの節句だのとたくさんの通過儀礼がありますね。それはとりもなおさず、家族が子どもを慈しんだ日本の歴史の表れです。

今から1000年以上前の歌集の万葉集の中に「旅人（たびびと）の宿（やど）りせむ野に露降らば吾が子羽裏（はぐく）め天（あめ）の鶴群（たづむら）」（遣唐使の母）また、「武庫の浦の入江の洲鳥羽ぐくもる君を離れて恋に死ぬべし」（遣新羅使人歌）というちょっと色っぽい歌もありますけど、この中で使われている「羽ぐくめ」、「羽ぐくもる」というのは、鳥が卵を抱きかかえて温める姿です。それはお母さんが子どもを抱いて愛情を注ぐのと同じ姿です。そのとき鳥は、卵が孵ったら大きくなって偉くなって私にマンション買ってくれる、なんて考えないですよ。ただひたすら抱きしめるのが日本の「羽ぐぐめ」という子育ての言葉なんです。

英語だと子育ては「raise a child」で、偉くする、飼育する、栽培するという意味になる。ドイツ語もフランス語も同じような意味でしょう。偉くする、飼育する、栽培するに比べて、ただひたすら抱きしめるっていうのはすごいと思いませんか？それがわが日本の子育ての姿なんです。

お母さんのケアも必要

日本は新生児死亡率が世界一低い。新生児死亡率が世界一低いということは、乳児死亡の半数以上は新生児死亡ですから、乳児死亡率も世界一低いということです。それから日本が世界で最も長寿国の1つだということは、

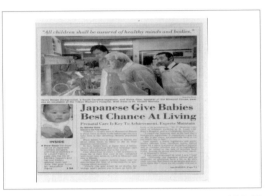

平均余命というのは、オギャーと生まれてから何歳で死ぬかですから、新生児がたくさん助かるからなのです。

これは自慢話ですけれど、1990年にセントルイスにある有名な新聞に「Japanese Give Babies Best Chance At Living（日本は世界で一番赤ちゃんに、生まれるときにチャンスを与えている）」という記事が出ました。これはまぎれもなく日本は新生児医療がトップだということです。新聞の写真の2人はアメリカの国会議員です。俺たちが教えた日本人が本当に俺たちを追い抜いたのかと、この2人が視察に来たんです。見ているのは、NICU（新生児集中治療室）です。このおじちゃんたちは目を白黒させて見ているんです。

子どもの命を助けることでは日本は世界トップになったけれど、ハッと気がついたら、その助かった子どもが本当に、「あたたかい心」を持っているかについて、私も新生児科医としてちょっと忸怩たるものがあります。なかなか思うようにいかないですね。

愛情遮断症候群ってご存知ですか？ある時、お金持ちでブランドファッションのお母さんが、子どもにも一流のブランドの服を着せて診察にきました。「う

ちの子どもは馬のように食べるけれど体が大きくならない」と言うのです。子どもをパッと見て何が一番印象的かというと、顔が子どもらしくない。3歳くらいなのに能面みたいな顔をしているので、すぐ愛情遮断症候群という診断をしました。入院させて看護婦さんや保母さんが一緒に遊んだりすると、1週間から2週間で花がパッと咲くように子どもの素晴らしい顔になってメキメキ成長する。それまで成長ホルモンが出ていなかったんです。それはたぶん生活環境に対する子どもの反応なんでしょうね。

もっとひどいのは虐待です。最近はいっぱいありますよね。自分の子どもを殺すなんて考えられないですが、実は、お母さんに対するケアが必要なのです。

赤ちゃんにストレスを与えていませんか

赤ちゃんは泣くけれど、苦しいとか辛いとか言いいません。それを看護師さんや助産師さんドクターたちが読み取ってあげなければいけないんです。

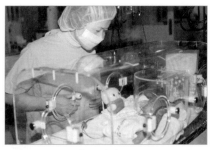

超未熟児は保育器の中に平均でも1か月以上入っています。もっと小さく500gくらいの子になると2か月も3か月も小さい箱の中に入っています。あんな小さい箱に3か月も入っていたらどうなると思います。赤ちゃんは何も言いませんが、おかしくなりますよ。そのことに全く気づいてこなかったのです。今でも気がついていないドクターがいます。小さな体に何回も針を刺したり検査をしたり。虐待とは言わないけれど、何と多くのストレスを子どもに与え続けてきたのか。

赤ちゃんが何か月もこんなストレスを抱えたら、優しくなれっていったって無理ですよ。学問的にもストレスが加わると、モノアミン系の物質、セロトニンやドパミンのような精神作用に関係する物質の受容体のある細胞が、アポ

トーシスで死んでいくスピードが速まります。知らない間に赤ちゃんにストレスを加えると高次脳機能に関係する重要な細胞がどんどん減ってしまいます。

　また、人間の脳は真ん中に脳幹部があって、これは本能―性欲とか食欲とか生き残るための機能―を司っています。その周りに大脳辺縁系があって、本能の動きを、これは美味しそうだとか、あの人はかわいいだとか評価しています。他人のものかもしれないので、美味しそうだからってパッと食べるわけにいきませんね。素敵な女性がいても飛びつくわけにいかないですよね。それをちゃんとコントロールするのが脳の一番外側の大脳皮質の前頭前野です。ところが、過度のストレスを加えられると、そこをバイパスしてしまう。これ食べられるかなと思っている間に誰かに食べられちゃう。生き残るためには、食べられるかどうかを評価している暇などないから、本能の部分がパッと出ちゃうんです。

　動物実験で、いじめ続けるとどういうことが起こるか。まずは逃げるでしょう。そして小屋の端っこで縮こまってしまう。まさに引きこもりみたいになっちゃう。そこに餌をソーっと置くとワァーと飛び掛かってくる。まさに今の子どもたちが切れるのと似ていますね。ストレスを与え続けられると、このように flight-or-fight reaction「逃げるか戦うか」という反応が起こるのです。何となく今の子どもたちにそういう現象がみられるのは、私たちが知らない間にストレスを与え過ぎているのかもしれません。

この 10年20年でものすごく脳科学が進んでいます。日立が開発した光トポグラフィにより脳の機能が分かるようになりました。前頭前野がいかに重要かが分かるんです。
　例えば、「丸くて赤くてつるつるしていい匂いして、かむと美味しいものって？」。この情報が脳に行くと、私たちが今まで五感で経験した記憶の情報と一緒になって、「あっこれはリンゴだ」って思う。皆さん、

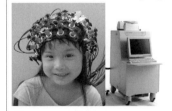
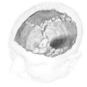

Optical topography

Measurement System
(Hitachi Medical Corporation: ETG7000)

functional image

リンゴだと思ったら次に何を考えますか。ある人は恋人と一緒にアップルパイを食べた思い出、「でも後で振られたのよ」って思い出すでしょ。ところがストレスを与えられた子どもは前頭前野の機能が働かないから、これは？「ああリンゴです」、リンゴって何だと思う？「果物です」、ほかは？「食べられます」、それだけです。

島崎 藤村の初恋という詩があります。
「やさしく白き手をのべて　林檎をわれにあたへしは　薄紅の秋の実に　人こひ初めしはじめなり」。

それを聞くと、ドキドキしてねウルウルするんです。僕も初恋をしてね、それがやぶれてね、何となく甘酸っぱい思いになるわけですよ。そうならない人がいたら、ちょっと要注意です、前頭前野が働いていない。

『カッコウの巣の上で』というアメリカの映画を観たかた誰かいない？アカデミー賞をもらった20年以上前の名画です。主人公が暴力的なので前頭葉を取られちゃう。前頭葉を取られると何が起こると思いますか？今から50年も前、僕が医学部の学生のときの教科書に前頭葉切除術（ロボトミー）が書いてありました。それやった人はノーベル賞をもらった。前頭葉を取ると凶暴性がなくなっておとなしい人になる。だけど表情がなくマスクのような顔になるんです。そんな感情のない人と一緒に生活するのは嫌ですよね。前頭前野の働きは人間を人間たらしめている。それを育まないといけない。

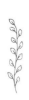

子どもは、やさしい心を与えられなければ生きていけない

さて、「あたたかい心」って、単に親切にするということを超えて、理屈抜きにあの人が今、悲しいのかな苦しいのかな、どんなことを考えているのかなって思いやることです。子どもは、友達が転んで泣いたりすると、「どうしたの」って、自分も一緒に泣くじゃないですか。理屈抜きに自分の心に反映するんです。その心を人間は本来的に持っていたんです。それが

ランチョンセミナー　あたたかい心を育む

「あたたかい心」なのです。レイモンド・チャンドラーというアメリカの有名なハードボイルド作家の小説『長いお別れ』に、「人は強くなければ生きていけない、やさしくなければ生きていく資格がない」という主人公の名台詞があります。格好いいでしょ。でもこれは子どもにとっては間違いです。子どもは強くなければ生きていけないどころか、やさしい心がなければ生きていけないのです。

　中世ドイツのフリードリッヒ大王が、人間はどうやって言葉を覚えるかという実験を行った。聖書に「初めに言葉ありき」とありますから、興味をもったんでしょうね。その当時のヨーロッパでは子どもに人格はありませんでした。たくさん捨て子がいた。その捨て子を集めて2つのグループに分け、1つのグループの世話をしている保母さんには、自分の子どものようにかわいがって言葉をかけなさい、もう片一方のグループの保母さんには、絶対言葉をかけてはいけないと命じた。言葉をかけてはいけないグループの保母さんは、心を鬼にして子どもを物のように扱うわけです。ただ、両方グループともに、あたたかい家、あたたかい着物、布団、あたたかい食べ物を与えました。

　3年目にどうなったと思います？当然のことながら、言葉をかけられない子どもは、言葉を覚えないですよね。それどころか全員死んでしまいました。つまり小さな子どもは、あたたかい布団や着物があったって、あたたかい食べ物があったって、「あたたかい心」が与えられなければ生きられないんです。

あたたかい心を育む環境を子どもたちに

　先ほど話した百何十年前の『逝きし世の面影』の中に、日本の子どもは世界一幸せだと書かれているという話をしました。ところが、ノーベル平和賞をもらったマザーテレサさんが来日したときに、「豊かさの中で日本の子どもは不幸だ」とおっしゃった。インドとか貧しい国の子どもは、はだしでぼろぼろの服を着ているけれど目がキラキラ輝いて、好奇心にあふれて、何かするとすぐ寄ってくる。日本には目が輝いていない子どもがいっぱい

いる。

　子どもに携わる者として、僕は腰が抜けるほど驚きました。心を育む育児環境を子どもたちに提供しないと、本当に日本は滅びます。

　なぜこうなったか背景があるんです。僕は75年前に福島県の田舎で生まれました。周りに多くの人がいた。僕の家の前のお菓子屋に源三郎さんというおじいさんがいた。タケオ君という僕の同級生のおじいさん。何で覚えているかというと、そのおじいさんが一緒に遊んでくれたり、木を削ってバットを作ってくれたからです。畳屋のキクゾウさん。家が病院やっていたので年に1回畳替えをすると1週間くらいいるんです。それから大工のタケゾウさん。僕の両親は医者で大変忙しかった。それでも僕が不良にならずにこれたのは、このような周りの人たちがみてくれたからです。あたたかい心を僕に与えてくれてたからです。それが今はない。田舎に行っても「隣は何をする人ぞ」みたいな、田舎でもそうなっています。

　僕は7人兄弟で、いとこもたくさんいたので、冠婚葬祭や、何か事あるごとに集まってワイワイガヤガヤしてきた。今は1人っ子とか2人っ子だから一族郎等が集まる機会が少なくなった。さらに親も子どももそれぞれ自分のことで忙しく、家族のつながりが薄くなっているし、親子の関係も冷たくなってきた。私たちの先祖が育んでできた文化伝承、子どもを育むような環境が消えようとしているのです。

　最後の絆はお母さんです。女性が働くのは当たり前なんです。何も経済政策のためじゃなくて、子どものためにもいいんです。僕のおふくろは、7人の子どもを産み育てながら眼科医としてバリバリ働いていました。僕なんか、あんまりベタベタしなかったけれど、何かあるとおふくろでね。外から帰ってきてかばんをボーンと投げ込んで、「母ちゃんは」って聞く。母ちゃんは今診察中だとか、往診に行っていると、それを聞いただけで安心して遊びに行ける。ベタベタしなくても心の絆はつなげるんです。だから職業婦人だからダメなんて言うことは絶対ありません。

　それから、おじいちゃん、おばあちゃん。昔はおばあちゃん子だっていうと悪いイメージがあったけど、本当は違います。あらゆる哺乳類の中で人間だけが、生殖年齢が終わってからもその倍くらい80歳、90歳まで生きますよ

ね。なぜだと思います？それは人類学的な意味がある。子育てにはものすごく高度な技術が必要です。おばあちゃんはそのノウハウを持っているわけですから、そのノウハウを利用しなさいっていうことで長生きさせてくれているんです。それを使わなきゃ。現代のおじいちゃん、おばあちゃんはモダンで、「子育ての手伝いなんてやってられない」とか言って海外旅行へ行っちゃう。それを引きとめて、「おばあちゃんの義務だよって」ね。

躾とは、やさしさと厳しさを合わせ持つ心

あたたかい心、あたたかい心って言うとね、「先生、それで躾のほうはいいんですか」って聞かれる。躾は大切ですよ。でも、これは教え込むんじゃなくて自然に学ぶ学習だということを、ぜひ頭の中に入れておいてください。皆さんの毎日の生活そのものが子どもへの躾なのです。子どもはそれを見て身につけるんです。仕付け糸って知っていますよね。大切なポイントポイントを目印のように縫いつけ、正しく縫えるようにするのが仕付け糸です。躾というのは、部屋に入るときに片膝ついて三つ指ついてお辞儀してっていう、そんなことじゃないですよ。躾とはそばで見ていて身につける学習なのです。

人間以外の動物は、躾を教えることはしません。そばで見ていて覚え学習する。天才チンパンジーのアイちゃんにはアユム君という子どもがいますが、アイちゃんは自分でコンピュータをいじってお菓子を手に入れることができますが、それをアユム君がそばで見ていても教えることはしません。アユム君は、アイちゃんがすることをじっと見て覚える。人間社会は学習プラス学校での教育でこれほど文明が発達しましたけれど、躾は、お母さんお父さん、あるいは周りにいる人たちの日常の所作をみていて「あっ、こうするのか、こうしないとだめなのか」と自然に身につけるものなんです。

ノーベル賞作家の大江健三郎を知っていますよね。大江健三郎には、光君という重症の脳障害の息子さんがいます。妻のゆかりさんと光君

を一生懸命育てられたんですが、そのことを書いた『恢復する家族』という本があります。ぜひお読みになってください。ゆかりさんは絵を描くので、ゆかりさんの絵と大江健三郎の文章で構成されています。その中に「優情（ゆうじょう）」という言葉がでてきます。どこにでもありそうな言葉ですけれど辞書にはありません。これは堀田善衛という作家の造語です。大江健三郎は本の中で「優情という言葉はベタベタしたやさしさではなく人間が生きる上の厳しさに根差したやさしさである」、そして「友情と有情の重なり合ったもの」だと書いています。有情（うじょう）は無情の反対で、それが強いか弱いか、表に出るか出ないかは別として、どんな生き物も皆持っている根源的なやさしさです。一方、よく「友達と友情を築き上げるんだ」とか言いますよね。でも努力しないと友情はできません。どういう努力か。約束はちゃんと守る、嘘はつかない、他人のために、ちょっと汗を流して何かをしてあげる、そうやって友情は培われる。いつも約束を破ったり、嘘をついたり、借りたお金を返さない人とは友情を結べないでしょ。友情というのは、ある厳しさをもってこそできるんです。

社会の中でいろいろな人と関わり合って生きていくには、有情のような相手を思いやるやさしい心と、友情のような厳しさを心が必要であり、それが躾だと僕は思う。まさにそれが「優情」であり、この言葉がいいなと思って紹介しました。

「共に生きる」ということ

「人」というのはホモサピエンス、生物的な存在を示す言葉です。人類とかね。「人間」という言葉ですが、これもピタウ大司教に教えてもらったのですけれど、「仁志田さん日本語の人間っていう言葉は素晴らしい言葉ですね」というから、「えっ、中国語じゃないんですか。漢字だから」と言ったら、「違います。人間という言葉は、人と人との間があって、お互いにお互いを思い合う生き物という意味が入っているんですよ」って教えられました。人間的な行いとか、あの人はとても人間的だとか言いますが、あの人は人的だと

か、あの人は人的な心を持っているなんて言わないでしょ。ちなみに中国語の人間は、世間という意味だそうです。

　私たちの祖先は、昔は生きるのに大変だったから「人」だったけれど、やがて共に生きることが大切だと分かり、共に生きるためには、相手のことを思いやらないといけない、そして、その心を持ったときに「人間」になった。今は、この地球で偉そうにのさばっていますけれど、私たち人類は最も弱い生き物です。かけっこしたって力比べしたって人間が一番弱い。皆さんは太郎と次郎の物語って知っていますか。『南極物語』という映画にもなりました。南極に放り出された太郎と次郎という犬が、1年たっても生きていてた。人間が南極に放り出されたら数時間で死んでしまうでしょ。人間は、なんて弱い生き物か。その弱い生き物がこんなに繁栄したのは、「共に生きる」というあたたかい心があったからです。

　共に生きるというのは、単に一緒に商売して金儲けのために共に生きるということではありません。やがてけんかして別れてしまいます。セックスのために一緒にいても、離婚する人はいっぱいいるように、それは強い絆ではないかもしれない。シマウマが一緒にいるのは身を守るためです。暴力団がいるから隣近所がまとまっていたけれど、暴力団がいなくなるとお互いにまた喧嘩したりしているでしょ。相手のことを思う、あの人はつらいのかな悲しいのかな、そういう人を思う心を持っているからこそ人類はここまで繁栄できたんです。

関野吉晴さんを知っていますか？「グレートジャーニー」というテレビ番組などに出演しています。お医者さんであり、冒険家であり素晴らしい方です。関野さんがアラスカで、イヌイットに犬ぞりの扱いを学んだときのことです。アラスカは非常に厳しいところで、シロクマがいるだけでなく、ブリザードが突然吹く、また急激なホワイトアウトが起こる。いい天気だと思っていたのに突然周りがミルクの中に入ったみたいになって2、3m先も見えなくなってしまう。現地のイヌイットでさえも自分のイーグル（家）に帰れなくて、数百メートルのところで遭難して死ぬことがあるらしい。そんな厳しい恐ろしいところで生活するイヌイットの人たちは、生きるために何を一番大切にしているのかと素朴に思って聞いたら、イヌイットは犬ぞりや鉄砲や弓矢ではなく「共に生きる心です」って答えたんですって。僕はこの話を聞い

て感動しました。イヌイットそう答えたのは、インターネットで僕の講演を聞いたからでも、僕の著書を読んで覚えたからでもないですよ（笑）。何千年何万年もしくは何十万年も前の祖先が獲得した生きぬく知恵「あたたかい心、ともに相手を心から信頼していける心」を、何世代にもわたって守り抜いてきたからこそ言える言葉だということは間違いないです。

生まれ持っている「あたたかい心」を育むために

胎児って、僕らが思っている以上にいろんなことができるんです。僕も学校で習ったときには、胎児っていうのは昏睡状態（Comatose）だと教えられました。とんでもない。子宮の中でおへそを引っ張っていたずらしているかもしれない。そしてお母さんの産道を通って生まれてくる。この赤ちゃん（写真左）は、僕が東京女子医大に行った最初の年に生まれた子で、24週で生まれて700gしかなかった未熟児です。この赤ちゃんは、なんとこんなにかわいくなったんですよ（写真右）。皆さんも今から20年30年前は弱い赤ちゃんだったんです。

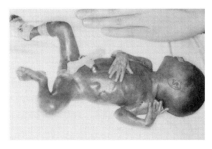
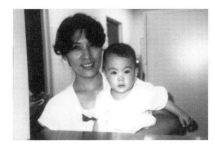

この赤ちゃん（次頁写真）は生まれて10分です。目を見てください。聡明な目をしているでしょ。悟りを開いているような目でしょ。僕もこういう目になりたいですけれど。

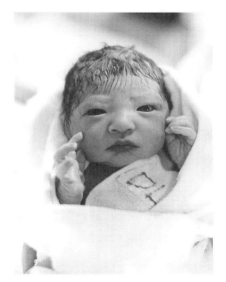

人間の赤ちゃんはみんな素晴らしい。その赤ちゃんには、祖先からの素晴らしい知恵である「あたたかい心」が埋め込まれているんです。それを私たちがダメにしているんですよ。その「あたたかい心」をダメにしないためにも、ぜひ、出産から産後の子育てのより良い環境を作っていただけるようお願いして、話を終わらせていただきます。

松峯：素晴らしいご講演をありがとうございました。うかがっている間に心があたたかくなってきました。なんか偉いお坊様のお話を聞いているようで、本当に感動いたしました。

Postdelivery Care

特別対談
「楽しい出産と産後ケア」

シンポジウム1
「産後ケア施設の運営を考える」

シンポジウム2
「生活の視点からみた
妊娠・出産・育児のニーズに
どう応えるか」

対談
「産前産後ケアのために」

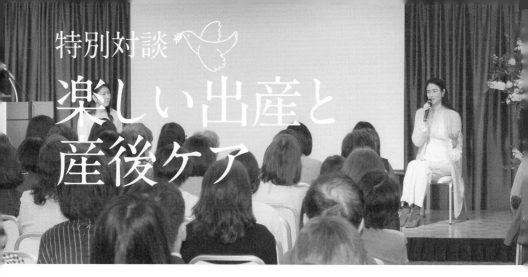

特別対談
楽しい出産と産後ケア

第1回日本産前産後ケア・子育て支援学会では、女優の小雪さんと植物療法士の森田敦子先生の対談「楽しい出産と産後ケア」を開催しました。

女優　小雪さん
植物療法士　森田 敦子さん
座長　堤　治（山王病院院長）
開催日時　2018年3月11日（日）

司会・秋野： 午後の部を始めます。午後のスペシャル対談は、「楽しい出産と産後ケア」をテーマにお話をうかがいます。
　演者は女優の小雪さん、植物療法士の森田敦子先生、座長は山王病院長堤治先生です。

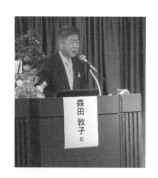

堤： 小雪さんと森田先生の簡単なプロフィールをご紹介します。
　女優の小雪さんについてはみなさまご存知のように、1995年に『non-no』という雑誌の専属モデルとして芸能活動を始められ、その後看護学校にも入学されましたがモデルに専念するため中途で退学され、1998年にはテレビドラマ「恋はあせらず」のヒロインに抜擢されました。2000年

にはパリコレのファッションモデルとして参加され、その後も参加を続けておられます。映画『ラストサムライ』でトム・クルーズと共演、そのアカデミー賞授賞式では案内役も務められています。2004年には、女優としてエランドール賞新人賞、第7回日刊スポーツドラマ大賞助演女優賞、第12回日刊スポーツ映画大賞主演女優賞とたて続けに受賞されています。

結婚、妊娠出産については、2011年4月に俳優の松山ケンイチさんと結婚され、9月には妊娠を発表、12月に映画、『オールウェイズ三丁目の夕日』に妊娠9か月で参加されて、翌2012年1月に第1子を出産、2013年には第2子となる女の子を韓国で出産されており、2015年には第3子を日本で出産されています。妊娠中も出産後も子育てをされながら女優として第一線で活躍されています。そのパワーには何か秘密があるのではないか、その秘密の一端に、植物療法士の森田敦子先生の存在があったのです。

森田敦子先生は、客室乗務員のときにぜんそくで苦しい思いをされて、自分の体を見直したいと思われ、パリで本格的に植物療法学（フィトセラピー）を学ばれました。帰国後は、アロマ、ハーブのよさをお伝えになり、1998年には会社を立ち上げられています。2003年には、日本バイオベンチャー賞を受賞されています。現在、フィトセラピーの第一人者としてご活躍です。

小雪さんと森田さんは、は良きパートナーであり、お2人の絆が小雪さんのご活躍を支えておられるようです。

では、小雪さん、森田敦子さんよろしくお願いします。

[以下は、素晴らしい対談の内容を踏まえ、森田敦子先生に植物療法を中心にまとめていただきました。]

産小雪さんとの出会いから韓国での出産

小雪さんが韓国で出産した際には私も同行し産後院に入り、韓国では、産前から産後にどういうケアをされているのか学びつつ、いろいろ試しました。

日本では、核家族社会が進んでいる中、両親が遠くに住んでいたり、高齢出

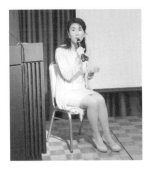
産が当たり前になっている現代でさえ、出産前または出産後に何をどうしたらいいのか、準備したらいいのか、食事には何をとったらいいかなどを教えてくれる場所がありませんし、周りに聞ける人もなかなかいません。

今は日本でも、出産や産後ケアについて少しずつ考えられるようになってきていますけれど、まだ他のアジアの国々に比べて意識が低いように感じます。

韓国にはソウルだけでも200か所くらいの産後院が存在していて、自分がこういうサービスを受けたい、例えば、個室で有意義に過ごしたい人、ママ友を作りながら交流を深めていきたい人、それぞれに合ったサービスがいろいろあります。値段設定もごく庶民的なところからホテルのようなクラスまで選択肢があります。

出産は女性にとって大きなイベントです。韓国には、ちゃんと体を養生すれば1年後にはさらなる元気な活力をもって輝いて生きていけるという、高い社会認識があります。例えば、食するものの効能に非常に詳しい。昔は日本も、食で治すとか、または自然なもので体をケアすることに対してとても敏感だったように思います。でも、戦後、動物的な人間力とか、感覚的な鋭さがすごく劣ってきているなと感じています。子どもが宿るというのは、太古から本能的なものです。

女性は生命が宿ったら感覚がすごく鋭くなります。食べたいものとか、食べたくないものとか、体質や環境によっても違うと思いますが、「食」1つとっても、正面から向き合うことが大切です。

ヨモギ

1つはヨモギ（蓬）です。

出産のとき会陰（えいん：膣と肛門の間）切開することが多いのですが切開

した後にすぐヨモギのパックを貼ります。ヨモギの効能としては、殺菌効果・消炎効果と鎮静効果が強いことがあげられます。痛みがないことが体力の回復につながるのです。

ヨモギも、飲む生薬としてのヨモギと、膣の方に浸透させるヨモギ、それからヨモギ蒸しと呼ばれているヨモギなどがあり、それぞれ種類が違います。

ヨモギは200種類もあります。日本にはアルテミシア・インディアというヨモギが生えていて、ヨモギ餅などにします。飲む生薬としてはセイコウ(青蒿)というヨモギがあります。また塗布用で、赤ちゃんを産んだ後の真っ赤に腫れ上がった膣などにはアルテミシアプリメシス(注:食べるヨモギとは違う塗布用のヨモギ)というヨモギを使うと効果があります。

おばあちゃんの知恵的な、何となくヨモギだったらいいというのがありますが、ヨモギにもいろんな種類があるのです。

多くの種類がある中で、ヒドロキシカマリンという成分が含まれていて、セスキテルペンダクトンというものが含まれているヨモギに、生姜の粉やサトイモの粉を混ぜたものを、産後に湿布薬として使います。これを貼ると鎮静効果があり痛みが消えます。

科名	キク科
使用部位	葉
主産地	中国、日本
主な成分	揮発成分(セスキテルペンラクトン、ツジョン)、フラボノイド、タンニン、シリカ、抗菌性のポリアセチレン、イヌリン、ヒドロキシクマリン
作用	鎮静、収斂、消化器系改善、整理調整、止血、発汗促進、コレステロール改善
適応	発ガン抑制、高コレステロール血症、腸内環境改善、アトピー性皮膚炎、精神不安、ストレス、冷え症、不眠、肌荒れ、創傷
備考	主産地は日本。本州、四国、九州のいたるところに自生する多年草で、草丈は50cm〜1mに達する。茎や枝の先に黄色の小さな花をつける。夏から秋にかけ、葉を摘んで2〜3日陰干しして乾燥させる。実験により、水性エキスに血清凝固抑制作用、抗炎症作用、抗アレルギー作用が確認されている。

ヨモギ
Artemisia princeps

フラボノイド

タンニン

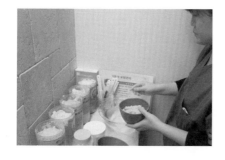

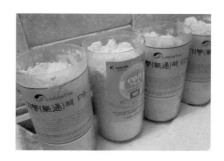

特別対談 楽しい出産と産後ケア

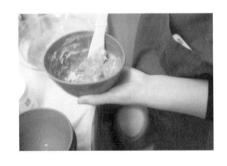 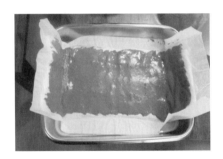

 # ラベンダー

　ラベンダーも200種類くらいあります。火傷とか傷の痛みをとってくれます。ヨーロッパでは、民間療法として用いられているラベンダーを栽培している家庭を多く見かけます。

　ラベンダーは火傷や切り傷への消炎効果高いと言われています。会陰切開の傷にもラベンダーが効くので、出産直後から直接塗ります。

　ラベンダーもどれでもいいわけではなくて、酢酸リナリル（注：リラックス成分）とリナロール（注：スズランに似た香気を有する無色の液体である。ブラジル産ボアドローズ油、台湾産芳油、国産芳樟（ほうしょう）葉油中に80％以上含有されており、これらから蒸留によって得られるリナロールは、それぞれ独特の香調を有している）という成分が約70％含むラベンダーが切り傷とか擦り傷に効きます。富良野とか

真正ラベンダー	科名	シソ科
Lavandula angustifolia	使用部位	花,茎葉
	製法	水蒸気蒸留法
	主産地	フランス、タスマニア、イギリス
	主な成分	酢酸リナリル、リナロール、テルピネン-4-オール
	作用	鎮静、鎮痛、鎮痙、抗菌、抗真菌、瘢痕形成
	適応	不眠症、不安症、皮膚疾患（にきび、切り傷、やけど、湿しん、水虫、日焼け後）、頭痛、筋肉痛、生理痛、風邪のひき始め
	備考	この植物の名前はラテン語の「ラワール（洗う）」に由来したもの。低濃度で使用することにより、幼児の多くのささいな不調、痛痛、過敏症、感染症に役立つ。怒りや悲しみなどで傷ついた心にやさしさ落ち着きを取り戻すのにも効果的。

酢酸リナリル

静岡のラベンダーとは全く違います。腟に使う場合は、成分をしっかり分析したうえで使用することが必要です。

私は、アングストフォリア（注：ラベンダーの精油は、植物で大きく分けると、イングリッシュ系と、フレンチ系に分かれる。アングスティフォリアはイングリッシュ系。含まれる成分は、リラックス成分である酢酸リナリルが約50％を占め、不安を和らげる作用がある）というラベンダーを多く使います。

腟の
オイルマッサージ

腟のオイルマッサージですが、腟を少し緩めたり、産前産後だけではなく、乾燥や萎縮も予防します。これに使うオイルはどんなオイルでもいいというわけではありません。

種子（カーネル）のオイルは会陰が伸びやすく、会陰をぎりぎりで切らずに済みます。女性の子宮の卵の形とカーネル、種の部分は形が似ていますが、その不思議な繋がりを感じます。あまり知られていないのですが、種子のオイルの方が他のオイルに比べて粘膜にはいいので、もっと普及してほしいと思っています。

中国では腟の中の弾力性回復とか乾燥予防のために、杏子（アプリコット）の種子からとれる油に、マンゴの中の種子からとれるオイルやブドウの種子からとれるグレープシード油を混ぜて産前産後に使います。このオイルは産前産後だけでなく、高年齢の方の腟の萎縮とか乾燥を防ぐうえで、状態を非常によくしてくれます。

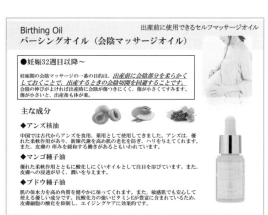

特別対談　楽しい出産と産後ケア

ハッピーオイル

　痛みを和らげるハッピーオイル（注：森田が調合したブレンドオイル。ホーリーフ、ラベンダー、パルマローザ、ゼラニウム、ペパーミントなどを含む）というオイルがあります。いろんな痛み、出産のときの痛みだったり、腰痛だったり、腹痛だったり、肩こりだったり、どこの痛みにも使えるオイルです。
　出産のときにそのオイルを痛い部分に塗ったり、鼻腔で吸入する方法をとります。吸入は、ダイレクトに脳にいくので、ほとんど出産の痛みはなくなります。
　鬱になりやい状態のときにも、香り、アロマセラピーは大脳辺縁系にダイレクトに伝達がいくので、気持ち和らげてくれる効果があります。

キトンセラピー

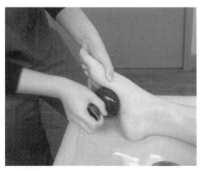

　韓国にはキトンセラピー（気を流すという漢方治療）といって、経絡に沿ってマッサージをしながら赤ちゃんを産むという方法があります。子どもの頭頂部を恥骨まで誘導したり、陣痛でこわばる体をほぐしてくれます。
　キトンマッサージというのは体全体、特に陣痛が起きたときの首の辺りから胸、そしておなかの辺り、それから苦しくなったり、すこし張ってきたときには、足に対してもあったかい状態をつくり、気を流すというマッサージです。

乳輪のケア

　出産後のおっぱいマッサージのときに強いな痛みを訴える方が多くいます。痛みはストレスになりますから、痛みがあるマッサージはだめです。そんなときは、乳輪の辺りにオイルをつけ、温めながらキトンマッサージをして、しっかりと母乳が出るようにします。このマッサージでは乳腺を開けるときの痛みはありません。

チェストベリー *Vitex agnus-castus* アルカロイド	科名	クマツヅラ科
	使用部位	果実
	主な成分	精油、苦味質、アルカロイド、イリドイドグルコシド、フラボノイド
	作用	ホルモン分泌調整作用、プロゲステロン様、催乳、生殖器系の強壮
	適応	PMS、月経痛、更年期、不妊症、プロゲステロン不足の症状
	備考	ホルモンの中枢である脳下垂体に直接働きかけ、黄体形成ホルモンの分泌を増加、卵胞刺激ホルモンの分泌抑制といったホルモンバランスの調整をして正常なレベルに回復させるため、婦人科系の疾患、とくにプロゲステロン不足による月経痛過多や乳房の張り、むくみといった症状改善や、月経中のニキビなどに使用される。催乳ホルモンでもあるプロラクチンの分泌の調整をするため、母乳の分泌促進にも使用される。

　オイルは、フェンネル（ウイキョウ：茴香）や、チェストベリーというイリドイドグリコシド（注：イリドイド配糖体、抗酸化作用があり細胞の老化を防ぐ）という成分が含まれたものをを使います。このオイルを使いながらキトンマッサージをすると、簡単に乳腺が開いておっぱいが出てきます。

スギナによる髪の毛のケア

　出産後に髪の毛が抜けると悩まれる方が多いのですが、ホーステール（注：スギナの一種、二酸化ケイ素やカルシウムを豊富に含む）を使って産後の髪のケアを行います。
　スギナの粉のサプリは、ヨーロッパでは売られ、サプリメントもあります。

特別対談　楽しい出産と産後ケア

日本でもスギナの粉は手に入ります。産後のストレスでも、ホルモンバランスでも髪は抜けます。髪が抜ける場合はスギナをうまく利用してお好み焼きの粉に混ぜたり、スギナの粉でクッキーを作ったり、そういう取り入れ方をして子どもも母親もとれるように、ちょっと工夫するといいです。髪の毛のケアのために産後にスギナをとるということは、あまり知られていません。

免疫力を高める エキナセア

　免疫力を高めることは産後の肥立ちに非常に大事です。エキナセア（注：北米原産キク科植物で主成分のエキナコシドは免疫力を高め、風邪・インフルエンザ・尿路感染に有効）というハーブがあります。それに含まれているエキナコシドという成分が産後の疲れた体にとてもよく働いてくれます。ヨーロッパでは、産後の母親に配っています。

　また、精神的に不安定なときは、セントショーンズワート（注：セイヨウオトギリの英語の一般名、現代医学ではうつ病や不安障害に使われています）が使われますが、おっぱいにも影響がない天然のトランキライザーといわれています。

　植物の力は人間に素直に反応が出ます。自然界に生息しているものを使うことで、元気になっていったり、活力がみなぎったりするのです。

韓国の産後調理院 （産後ケアハウスと同じ） で出される食事の豊かさ

　韓国の産後院で驚くのは、食事の豊かさです。消化にいいということがまず大前提で、空腹であっても最初に、動物性脂肪のものをいきなり食べるのではなく、どの食事でも必ずお粥がつきます。お粥で最初に胃に膜を張ってから食

事をスタートさせます。お粥の種類もレパートリーが多く、その食材1つひとつのうまみとか甘味とか、素材の味をうまく出して、あまり手を加えることをしていません。

　まずは、お粥を必ず食べる。そしてワカメスープは1か月間ずーっととります。スープの中身も具をちょっと変えたり、牛肉だったり、アサリだったり、鳥だったり、または干タラのスープだったり、または大豆であったりと、毎日ちょっと中身が変わります。それと、抗酸化作用の強いエゴマ（荏胡麻）をたくさんとります。それをスープに入れたり、日本のすいとんみたいな、韓国ではスジェビといいますが、その中にもエゴマの粉を入れて、タイタンスープのようなエゴマバージョンでスープが作られています。

　ナツメ（棗）のお粥とか、ナツメのお茶とかスープも毎日出ます。ナツメは特に精神安定、女性ホルモンを安定させるのに効果が高いので毎日の食事に出てきます。漢方の考え方も、日常の中に自然ととり入れられています。ナツメだけでなくクコ（枸杞）の実なども使用します。

　産後にしぼって、ぜひ実践してほしい植物療法について簡単にまとめさせていただきました。参考にしていただければ幸いです。

堤：せっかくの機会ですので、ご質問があれば。

質問：産後の脱毛についてもう少し説明をお願いいたします。

森田：ヨーロッパでは、ホーステールという、日本のスギナとは少し種類が違うのですけれど、粉が売られています。そのホーステールの粉をだいたい大匙1杯、フランスではカプセルになっていますのでカプセル2つくらいを出産後すぐにとります。

　髪のためだけではなくて、体の細胞の回復を促すときにスギナだけではなかなか難しいので、オリゴエレメント（生命の維持に必要な微量元素）やトリプトファン（必須アミノ酸の一種）といった成分が含まれた食べ物を1日かけてしっかりとる。それが髪の毛もそうですが成長ホルモンに関係して体の回復を

促します。不飽和脂肪酸といわれるエゴマなどもとるとさらに効果的です。
　日本では、ホーステールの粉は売られていません。海外から買うのも大変ですから、無農薬の日本のスギナがインターネットで買えるので、それをミルサーで粉にして冷凍室で保管します。
　産後、スギナの粉をお好み焼きに混ぜたり、スギナの粉でクッキーを作ったりして、子どもも母親もとれるように工夫する。スギナのお茶も売っているのですが、お茶だともったいないので、そのまま飲んだほうが効果的です。
　乳がんや子宮がん治療後の脱毛のケアも、スギナを3、4か月とるだけで髪の毛が変わってきます。

堤：第1回の大会ということで、会長の松峯先生から、経験のあるどなたか紹介してもらえないかというお話をいただきまして、小雪さんと森田さんがタッグを組んで前向きにお産に取り組み、そして楽しいお産をされていたのを思い出しまして、お願いしました。ご多忙の中お引き受けいただき、楽しいお話をうかがうことができ、お2人には感謝申し上げます。

第1回　日本産前産後ケア・子育て支援学会

シンポジウム1
「産後ケア施設の運営を考える」

演者　杉本　雅樹（ファミール産院きみつ院長）
　　　岡本　登美子（日本助産師会助産所部会長）
　　　小倉　絹子（つくばセントラル病院産婦人科部長）
　　　桑田　光章（AGSコンサルティング ヘルスケア事業部長）
座長　百枝　幹雄（聖路加国際病院副院長）
　　　安達　久美子（首都大学東京教授）

司会・秋野： シンポジウム1を始めます。シンポジウム1は「産後ケア施設の運営を考える」がテーマです。座長は、聖路加国際病院副院長で産婦人科医の百枝幹雄先生、首都大学東京看護学科教授で助産師の安達久美子先生です。では先生、よろしくお願いします。

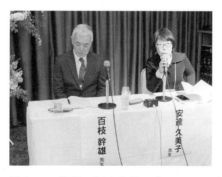

百枝： 座長を務めさせていただく百枝です。

安達： 安達です。それでは、これからシンポジウム1を開催させていただきます。今回は4名のシンポジストの先生方から順次お話をしていただきます。

　最初は、千葉にあるファミール産院きみつ院長の杉本先生です。よろしくお願いします。

診療所の立場から

杉本 雅樹（ファミール産院きみつ院長）

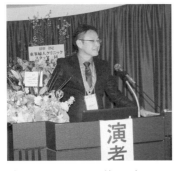

杉本：皆さん、こんにちは。先ほどの小雪さんと森田敦子先生の対談をお聞きして、森田先生が産院を運営されたら素晴らしい産院になるだろうなと本当に思いました。

　私は今、千葉県で3施設の産院と1施設の産後ケアセンターを運営しています。最初は千葉県館山市でスタートしました。南の外れの、本当に人口の少ないところから始めて、タタッと約13年で、いま千葉市中央区までやってきました（笑）。

　私は、楽しくお産をして、いろんな方々がお産にかかわって、そして産婦人科業界全体がもっと明るくやっていければと、いつも思っています。

　私が最初に館山で産院を始めたときはスタッフが12人、銀行の借入が約3,000万円。何のために産院を始めようと思ったかというと、裕福になりたいというのがありましてね。私は6人兄弟の末っ子で、相当しんどい生活を強いられてきたので裕福になりたいと（笑）。そして産院をスタートして13年たったら、何とスタッフは120人を超えて、すごいじゃないですか、当初の3,000万円の借入が20倍以上になっちゃったんですね（笑）。裕福になってるかなというと、なかなか微妙なんですね。

　写真を見てください、石臼です。千葉大医学部の前にある産後ケアセンターに、この石臼が飾ってあります。しびれますよね。私も見て、びっくりしました。普段ここには来ませんから、「何だ、

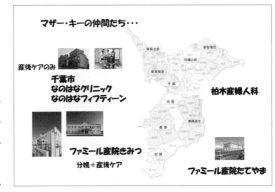

この石臼は」と。私たちは医療法人で石臼を所有している産院なんです。見てください、餅つきですよ。結構面白い。まずスタッフさんたちは、私もそうでしたけど、餅つきをやった経験なんかないんです。

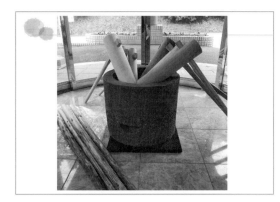

私は自分を「るんるん番長」と自称しているんですが、朝礼のときに、スタッフのチーフが「皆さん、るんるんですか」と声をかけます。そうすると「るんるんです」と返ってくるんだけれど、これがまた朝礼ですから「(低いトーンで)るんるんです」と。そんな感じで、し〜んとした雰囲気の中でも何とか切り盛りしている、そういった施設です。

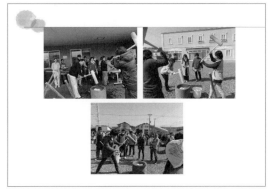

なぜ、産後ケアをはじめたのか

開業して5年目に、せっかくみんな頑張ったんだから旅行しようということになりました。韓国で何か流行っているらしいぞ―当時、Ye歯科という、有名な歯科グループがあった―ビル1棟が歯科なのですが、そこで日本人向けの研修をやってるというので、現場を見に行くという名目でスタッフを連れて社員旅行に行ったんです。

シンポジウム1 「産後ケア施設の運営を考える」

そのときの通訳の方から「産後調理院って知ってますか」と聞かれました。今から7〜8年前です。「何ですか、それ？」。いわゆる産後ケア、先ほど対談で小雪さんがおっしゃっていた産後調理院。そこがいかに素晴らしいか、1日中熱心にご説明下さったわけです。そのとき、私たちは「これだ！」と思った。

よく考えたら、出産の経験のない私ですから、子どもは4人いますけどね、それこそ妻に常に迷惑をかけ通しというか。出産なんていうのは当たり前だろう、産後は早く家に帰ってもらわないと困るな。そうやって妻を随分酷使してきたわけです。世の中の殿方は大体そういうところがありますよ。偉くなられている男性の方々の大半は、家庭を省みず、仕事に専念し、付き合いを優先し、そして後輩の指導と称した宴会にと、妻を悩ませてきたわけですよ。

そういう思いもあり、本当に産後調理院がいいなら、私たちでやりたいという話になるわけです。それで、「よし、産後ケアというのをやってやるぞ」とやり出した。そこから2年くらい後ですかね、小雪さんが「ラマドレ」という産後ケア施設を利用して出産された。そうしたら、ブワッと火が付いちゃった。そのときは、やられたと思いました（笑）。

ですから、産後ケアは、私にとっては妻に対する懺悔みたいなものです。何とかこれをやり遂げて、本当に日本の文化にしたいと思っています。学会理事長の林謙治先生、松峯会長と一緒に台湾に視察に行ってみたり、小雪さんが使われたという韓国のラマドレを見学に行ったりして、一生懸命勉強してきました。

分娩施設で産後ケアを行う「ファミール産院きみつ」

ファミール産院きみつは君津市にある産院、産婦人科施設、有床診療所です。君津市は早々から手を挙げてくださって、産後ケアに助成をいただいています。ですから利用者は実質1割負担です。ところが、見てください。うちは年間400分娩ぐらいここでやっていますから相当知名度があるはずですが、大々的に宣伝しても2017年に利用した方がわずか5人なんです。びっくりでしょ。

ちなみに、君津市は千葉県の真ん中で、アクアラインの麓みたいなところです。人口は約84,000人。この地域では、産後は実家でみるとかで、やっぱり田舎なんですね、利用者がいない。一方、同じ時期に始めた浦安さんは、ホテルを使い都市型の産後ケアをやっていますが、デイケアを中心に結構使われています。私たちは、5人ですよ。日数でいうと、年間でたった13日です。

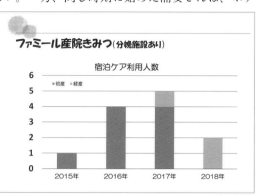

　ただ、私のところは産院がメインですから、産後ケアの利用者が少なくても何となく運営はできています。空いてるすてきな部屋を用意して利用者さんたちにどう接するか、これはお手の物です。当院でお産された方がほとんどで、産前から付き合ってますから。産後ケアでの入所は、普通の出産後のケアよりも割高で1泊2日で5～6万円ぐらいです。

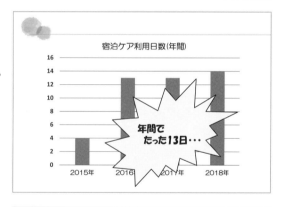

　メリットとしては、産院の延長上ですからスタッフの確保は大丈夫です。運営面での問題はないはずです。

　デメリットとしては、やはり出産と一緒ですから、ごっちゃになってしまうことです。産院とは別に産後ケア利用者のためだけに一

シンポジウム1　「産後ケア施設の運営を考える」

生懸命料理を作るといった余裕はありません。そういうのはデメリットですね。

　そしてもう1つの施設として、千葉市の千葉大医学部の門から歩いてわずか100mぐらいのところに、「なのはなフィフティーン」という産後ケア専門のセンターがあります。知らないでしょ。改装費にウン千万円もかけて、利用者がドッと来たら大変なことになるぞと。だって都市型ですから。

産後ケア単独施設「なのはなフィフティーン」

　そして、なのはなフィフティーンを始めてみました。ちなみに、平成29年7月から千葉市の助成がおり、利用者さんは3割負担です、それでも高くないですか。1泊2日で15,000円です。

　結果どうなったか。ボロボロですね。数字のゼロが1個多ければいいんですけど。8か月で16人が利用して延べ日数が52日です。要するに365日のうち52日しか使われてない。

　産後ケア単独施設のメリットとしては、ケア利用者のためだけにスタッフが常駐しているようなものですから、素晴らしいケアを受けられます。デメリットとしては、採算がどうにも大変です。専門のスタッフを配置できないので、事務長のお母さんに食事を

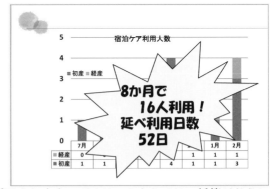

作ってもらったり、スタッフに配膳してもらったり、それが現実なんですね。

スタッフなんか、「利用者さん、いつ来るのかしら」「そんなに来ないよ」、そんな感じで、モチベーションが上がらない。

ただし、利用される方々は100％満足してくださる。産後ケアは、じっくりその人の話を聞けます。実はスタッフたちも満足なんですね。助産師さんも、どうやったらこのお母さんが幸せになれるかと考える、産後のかかわりってものすごく大事なんです。

> 産後ケア単独施設でのメリット・デメリット
>
> 【メリット】
> ・ほかの業務に追われないのでゆったりとした気持ちでかかわれる
> ・個別的な産後ケアの提供ができる
>
> 【デメリット】
> ・常時利用者がいる状態でないと、産後ケア専属スタッフの配属ができない→人員確保困難、時間外手当の増加
> ・少数の利用者だと、産後ケアのために助産師を勤務にあてると採算がとれなくなり、事業として成立しなくなる
> ・スタッフのモチベーションの低下→いつになったらスタッフ増員してくれるの？

産後ケア事業は究極の手弁当

松峯会長がおっしゃったように、私も「産後ケアを文化に」したいと思っています。産後ケアを文化にするために何が一番大切か。まずは知ってもらわないとしょうがないですよね。どんどん知ってもらって活用してもらう、これが一番大切。皆さんの力でぜひとも広めていただきたいですし、知ってもらうようにどんどん発信していただきたい。

ちなみに私の結論は、この産後ケアの事業は本当に究極の、びっくりするぐらいの手弁当です（笑）。それが私の今の結論でございますが、これから5年10年と一生懸命妻に懺悔をしていく中で、きっといいことになるなと思っています。

シンポジウム1　「産後ケア施設の運営を考える」

安達:続きまして、2人目の演者です。助産所の立場から日本助産師会の助産所部会長であり、川崎にあるウパウパ産後ケアハウス、岡本助産院の院長である岡本登美子先生です。

助産所の立場から

岡本 登美子（日本助産師会 助産所部会長）

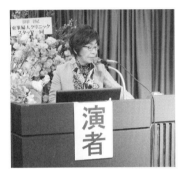

岡本:私は長崎県の離島の五島市の出身で、五島市の産婦人科に18年間勤務していました。その後1988年に広尾にある愛育病院広尾に移り、そちら3年間勤務した後、開業しました。

ウパウパ産後ケアハウス、「ウパウパ」って何だろうと皆さん思いませんか？何から付けたんだろうと思いませんか？今から3つ申し上げますので、これだと思うのに手を挙げてください。1つ目、赤ちゃんの喃語（なんご）から。2つ目、トイレの中でひらめいた（笑）。3つ目、ハワイの古い用語から。―大きな声では言えませんが、「トイレの中でひらめいた」が正解です（笑）。

 ## ウパウパ産後ケアハウス

　私のところは助産所ですが、産後ケアハウスの経営は旅館業でやっています。それと飲食店業。この2種の届け出がないと産後ケアハウスとして開設できないんです。法的な申請は産後ケア施設ですが、経営の母体は株式会社にして、「Cキューブ」という名称を付けています。平成27年4月に川崎市の中原区で開

設しました。一戸建ての家を借り、4床の個室でやっています。

スタッフは助産師と管理栄養士。なぜ管理栄養士なのかですが、いろんな合併症を持った方が来院されま

ウパウパ産後ケアハウス事業形態（宿泊型）	
・平成27年4月開設・戸建 ・有床：4床　個室 ・スタッフ：助産師・管理栄養士	職種：旅館業 法的申請：産後ケア施設 経営母体：株式会社　Cキューブ
1	法的問題から助産所ではない
2	全員助産師（シフト制）日勤9～18／夜勤18～9

すから、食事の指導ができたらということで栄養士がいます。

働いているスタッフは助産師と管理栄養士ですし、旅館業から外していただきたいのです。というのは、川崎市から委託された事業ではありますが、旅館業だと収入から消費税が取られてしまうのがデメリットです。

この産後ケアを始めるためお金を借りるとき、銀行の支店長にどうしても予定額が出ないと言われたので、私は、「川崎市から虐待をなくしてほしいと言われ、そのために私がやるしかない」「私にお金を貸さないと虐待が増える」「産後うつも増える、自殺者が増える、それをどう思うか」と脅しに入りました（笑）。そう言われた銀行は「明日、印鑑を押しに来てください」と。これから事業を始める方は、手だてとしては使えるかもしれません（笑）。

スタッフの勤務体制はシフト制で、パートです。日勤が9時から18時、夜勤が18時から翌9時です。

助産所の産後ケア実施状況

助産所の産後ケア実施の状況ですが、一昨年、日本助産師会で調査しました。「産後ケアあり」が圧倒的に多く、宿泊型が多かった。あとはデイケア型、それからアウトリーチ型です。

川崎市の場合、杉本先生のところより利用者が多いかもしれません。利用者は、初産婦の方、核家族の方が多いというデータが出ています。

産後ケアハウスの利用時期ですが、出産施設から直接来所される方が圧倒的

シンポジウム1　「産後ケア施設の運営を考える」

に多いのですが、産後1～2か月でも利用したい、産後4か月未満まで使えますが、中には、明日で4か月という方で、今日使いたいと入る方もいらっしゃいます。

お母さんたちが出産したところは総合病院と大学病院が圧倒的に多く、クリニックでの出産の方も多く、助産所で出産された方は少ないというデータが出ています。

この事業を知ったきっかけの中には、区役所窓口とか電話相談、赤ちゃん訪問で聞いたという方が多かったです。私のところではチラシを配っていますが、それをご覧になって、こういうのがあるんだと知ったということで利用された方もいます。ただ、川崎市の場合は全国より利用条件は緩いかもしれません。例えば支援者がいない、あるいはちょっと休息を取りたい、レスパイトですね、そのような形でも利用することができます。

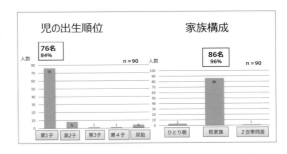

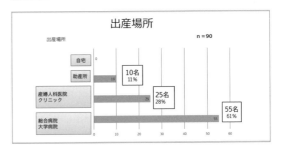

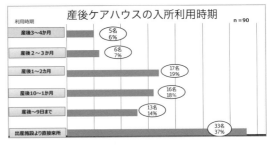

費用は1泊30,000円、3割の自己負担で9,000円ですから、1泊2日になると18,000円になります。もしかすると日本一番高いかもしれませんが、親子

で1日9,000円、1人4,500円ずつと考えれば、そんなに高くはないのかなと思っています。

利用した理由ですが、一番多かったのが、「赤ちゃんのお世話の仕方が分からない」、次に「休息を取りたい」「産後の手伝いがいない」ということでした。その他、体の痛みがつらい、早産とか、通院のため里帰りができなくなったなどの理由があります。

利用日数ですが、通算6泊7日使えるのですが、この7日間をフルに使っている方が多かったですね。あとは2泊3日で使う方、分けて使う方も中にはいらっしゃいます。

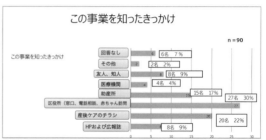

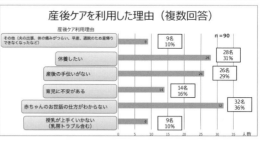

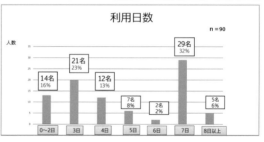

産後ケアの内容は、母体の身体的ケア、授乳支援など、家族間の調整であったり、心理社会的支援だったりと、母親に寄り添って専門的な知識と技術によったケアを提供しています。

助産所で実践しているケアですが、皆さんが通常しておられることだと思います。入院日数が短かったりすると、行き届いたケアがなかなかできない。しかし、ケアハウスに入れば行き届いたことをしてもらえる。自分が大事にされているという満足度がとても高いです。

実際には、ボディマッサージをしたり、マンツーマンで授乳や抱き方、げっぷの出し方の指導、それから助産師による沐浴指導などもします。実際にお母さんやお父さん、中にはおじいちゃんまで「教えてください」と来られます。

あと、栄養士による料理指導ですね。

継続支援の有無ですが、多いかなと思ったのですが、意外と多くはありませんでした。

出産のスタイルですが、昔のお産は自宅分娩が多かったので、「赤ちゃん産まれるよ」って産婆さんを呼びに行かされたりしました。私の母も実際に自宅分娩でしたので、産婆さんを呼びに行かされましたし、子どもたちがお湯を沸かして、たらいに入れたりした記憶があります。近所の子どもたちが集まり、おじいちゃん、おばあちゃん、いろんな人たちが来て、赤ちゃんが産まれるとみんな一緒に「かわいい」と言っていた記憶があります。

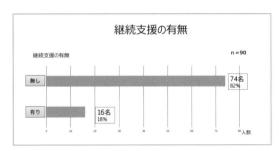

お産というのは女性にとって人生の一大イベントです。どんな人たちに囲まれて、どんなお産を経験したかは、その後の人生にも影響します。どこで産むか、どんなお産をしたいか、自分たちのライフスタイルを考えて、満足できるお産を迎えてほしいと思います。

今は施設分娩が多くなりましたので、写真の右側のような施設分娩で出産する

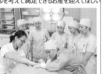

ことをお母さんたちは選んでいますが、やはり産後を考えるとどうでしょうか。

産後ケア事業の課題

　産後ケアの事業の実態ですが、利用者が途切れて継続しない。それから、自治体によって利用料金にばらつきがあります。核家族であり支援者がいない。少子化で乳児の世話に関するレディネスが少ない。産後のメンタルとか身体回復、周知度が低いことが挙げられています。

　課題としては、利用者負担額だけでは助産所は維持できません。それから、人員の確保に非常に苦慮します。毎日利用者がいるわけではないのでシフトが組めないんです。「明日から入りますがよろしいですか」というときに人員を探さなければいけない。施設の利用率も低い。ですから、地域、医療機関、保健福祉センター、関係団体、国が一丸となって広報活動を徹底していってほしいと思います。

産後ケア事業の実態

○実態
- 利用者数が途切れて継続しない
- 自治体によって利用料金にバラつきがある
- 核家族、支援者がいない、
- 少子化で乳児の世話に関するレディネスが少ない
- 産後のメンタル、身体回復
- 周知度が低い

●課題
- 利用者負担額だけでは維持できない
- 人員の確保に苦慮する
- 利用者の利用率が少ない
- 地域、医療機関、保健福祉センター、関係団体、国が一丸となって広報活動を徹底する

ある初産の例

　つい最近の、40歳の初産の事例をご紹介したいと思います。利用の理由は家族の支援がないということで、不育症の治療をしていての妊娠でした。夫は単身赴任です。

　分娩形式は無痛分娩、経腟分娩で会陰切開しています。赤ちゃんは3,296 g

の男児。入院期間は2泊3日。皆さんご存じかもしれませんが、川崎市はタワーマンションが20棟近く建っているところで、人口がどんどん増えています。分娩が多いため長く入院が

> **事例　40才　初産　利用理由：家族の支援がない（夫単身赴任）**
>
> ○不育症既往　治療 にて妊娠
> ○分娩形式　無痛分娩（経腟分娩）会陰切開　　○出生児　3296g　男児
> ○分娩　2月23日　創部疼痛あり　1日3回　ロキソニン内服　　○施設　入院期間　2泊3日
>
> ■経過：退院日Am5；00　創痛あり、ロキソニン内服、胃痛と下痢を伴い内科受診
> ・ロキソニン内服による副作用と診断。クリニックは分娩が入院延期はできない。
> ・クリニックから産後ケアへ入所、食事；全粥（3日間）児は預かり授乳時は母のもとへ。
> ・入所3日目　普通食、活気あり、徐々に母子同室ができるようになった
> ・6泊7日　退所
> ・夫、単身赴任で自宅に支援者がいない、入所時は顔色もさえなかったが退所時は良くなり元気になった

できない状況です。この患者さんの場合はロキソニン（鎮痛剤）をずっと1日3回飲んでおられて、退院の日、朝5時に胃痛があり内科を受診すると、ロキソニン内服の副作用ではないかということでした。産後ケアに来られてからは、おかゆを3日間とりました。先ほど小雪さんから、おかゆは胃の粘膜を作ってくれるというお話がありましたが、この方も3日目ぐらいに元気になられて退院されました。

お母さんは言っておられました。「家に帰っても単身赴任で夫がいない。私と赤ちゃんだけで、もしかしたら私はどうなっていたんだろう」。身近に誰もいない方たちが結構いらっしゃいます。逆に、家に帰っても、産後なのに親の介護を自分がしなければいけない、そういう方も結構いらっしゃいます。だからこそ、産後ケアが必要なのだと思います。

国、自治体は産後ケア事業の経営者への支援を

これからの展望と期待ですが、産後ケア事業の経営者への支援を、自治体も国もぜひ考えていただきたい。産後うつの予防にもなりますし、虐待予防にもつながっていくと思います。産

> **これからの展望／期待すること**
> ・地域への周知、普及啓蒙
> ・経営と人件費の是正
> ・人員確保
> ・多職種とのチームワーク連携
> ・経営者への支援（助成金）
> ・利用者の満足度・評価は高い
> ・利用料金の減額・政策の改善
> ・産後うつ予防・虐待予防

ここにいるよ助産師
いつでもおいで助産院

後ケア事業の普及と啓蒙の中で、すべての母子が子育て支援を受けられる社会づくりをしていただきたい。それから利用者の援助と、経営者にも援助をしていただきたい。産後うつ、虐待を日本からなくしたいという思いでございます。ご清聴ありがとうございました。

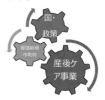

安達: 続きまして「病院の立場から」、つくばセントラル病院の小倉絹子先生、よろしくお願いします。

病院の立場から

小倉 絹子（つくばセントラル病院 産婦人科部長）

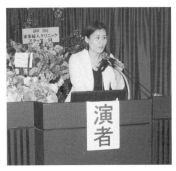

小倉: 本日は、このような発表の機会をいただきまして、ありがとうございます。

　当院は、2016年4月より茨城県牛久市の産後ケアの委託事業として、産後ケアセンター「いろは」を開設しました。地域に根差して妊娠・出産・産後のお母さんと赤ちゃんをサポートしていくために行政と連携を取りながら取り組んでいるという総合病院での立場から、産後ケアセンターの運営の現状と今後の課題について報告したいと思います。

　当院は茨城県牛久市、筑波山や霞ヶ浦を臨む自然豊かな地域にあり、ギネス登録された全長120mの牛久大仏が観光スポットになっていたり、あとは横綱稀勢の里の故郷ということでも知られています。一昨年の人口は約84,000人で杉本先生のいらっしゃる君津市と同じぐらい、出生数は657人で、新興住宅地もありますし、核家族も多い地域です。

　当院は、病床313床の総合病院で、医療施設に加え

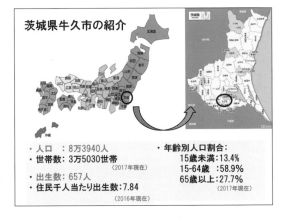

て介護施設を持つ社会医療法人です。サイバーナイフなどの先進医療のほかに透析治療、リハビリテーション、緩和ケアなど様々な機能を備えていて、第二次救急医療指定施設にもなっています。

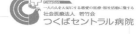
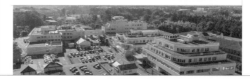

つくばセントラル病院の産後ケア体制

産婦人科は、病床数は26床で、産婦人科メインの混合病棟で使用しています。助産師さんが22名おりまして、勤務は2交代。夜勤帯は2名体制、勤務外の助産師さんがオンコールを担当して、人手を要するような場合にはサポートに来る態勢を取っています。

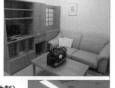
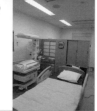

外来業務の妊婦健診や母乳外来も担当しています。当院はリスクの低い分娩を中心に扱っていまして、昨年の分娩数は437件。家庭にいるような雰囲気でのお産を目指して、LDR（注：Labor & Delivery Recovery とは、陣痛から分娩・産後まで対応する特別個室）で家族立会い分娩を勧めています。また、国際ラクテーション（授乳）・コンサルタントという資格を持つ医師、助産師がいま

すので、彼らが中心となって母乳育児を推進しています。

これまでも妊娠中からメンタル面とか産後の支援に着目して、要支援者の地域連携を助産師さんを中心に行ってきました。毎月、医師と助産師でカンファレンスを開催して、私

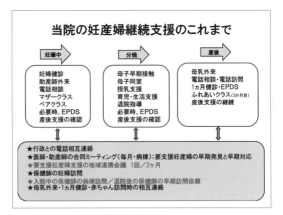

たちは「気になる妊婦さん」の情報交換を行い、必要なときには保健センターにも連絡をしています。また、全妊婦に助産師の保健指導外来を受診してもらって、退院後は電話訪問とか、必要時には来所相談を行い、1か月健診では小児科、産科のどちらの健診もともに助産師が携わるようにしています。

産後ケアセンター「いろは」の開設までの経緯

　当院が産後ケアを開始するまでの経緯ですが、かねてから地域への貢献、社会ニーズへの適応を考えていて、その一環として産後ケアの準備を、という院長の提案から始まりました。2017年4月に病院側から茨城県、牛久市への要望、説明を行って産後ケアの導入への理解をまず求め、牛久市の賛同が得られて、子育て世代包括支援センター設置に向けて官民一体となって取り組むことになりました。何度も話合いを重ねていって、2016年3月に産後ケア事業が牛久市議会を通過し、翌月4月から牛久市の委託事業として産後ケアセンター「いろは」の開設に至りました。行政の少子化対策として母子保健における行政サービス拡充への取組みがあり、またベースに、産婦人科スタッフの中で産前・産後のより充実したケアの必要性を痛感していたことが相まって、約1年という短期間での準備に結び付けることができたのかなと考えています。

現状ですが、産後の2週間健診、また産後ケアのサービスの選択肢が加わり、市とは要支援妊産婦支援の地域連携会議を2か月に1回ミーティングを行っています。保健センターの保健師さんたちが病院に足を運んでくださって、社会的なことも含めて連携を行っています。産後ケアが始まることで、妊娠中から産後と継続して行政の方とスムーズに逐一連絡を取ることになり、顔が見えるというのがすごく大きいと思います。そういう体制ができたことにより、密に連携できるようになってきたと感じています。

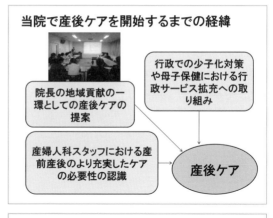

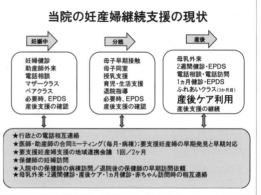

産後ケアの内容

　当院の産後ケア内容は、これまであったものとあまり変わりはないと思いますが、利用者の方の希望とか心身の状態に合わせてプランを作成して、それに合わせてケアを行っています。
　産後ケアの概要ですが、大体産後4か月までの母子で、身近に支援者がいない、育児不安や体調不安がある、育児技術を習得したいなどの理由に当てはまる人

に対応しています。サービスとしては、日帰りケアが昼間の1日で10時～17時まで、宿泊ケアが1泊2日で10時から翌日10時まで。市町村の助成を受けると、自己負担は日帰りケアが2,500円、宿泊ケアが5,000円でやっています。

病院でのアメニティとして、宿泊で産後ケアにいらした方に荷物の準備などであまり負担をさせないようにということで、助産師さんたち肝いりの入所セットを作り上げて、それを準備して待っています。あと、利用する病床は、バス・トイレ付の個室が10床あり、その空き個室を利用しています。満床とか分娩の状況によって、入所待機してもらうこともあります。混合病棟のスタッフが、看護度の低い患者さんと併せて担当するように調整しています。

使用する個室やケアは、既存の病室の空き個室を利用して心身の休養を図って、希望があれば赤ちゃんを一時預かりもしています。

デイルームは、もともと全科の患者さんに開放していた談話室を少しリニューアルして産科優先で使用するデイルームに変更して、これまで会議室で行っていたマザークラス、ペアクラス、ベビーマッサージ教室を、こちらの落ち着いたアットホームな雰囲気で行うようになっています。

当院が産後ケアのために準備したものとして、新生児用のコットでは小さくて対応できないということで、ベビーベッドやスウィングチェア、また大

きめのコットを購入しました。あとはエレベーター前の看板を新設して、病棟の看板表示の追加を行いました。パンフレットを作成したり、アメニティセットの内容を検討して準備しました。箱はそのまま病院のものを使っているので、あまり大がかりな準備はしていないというのが1つの特徴になると思います。

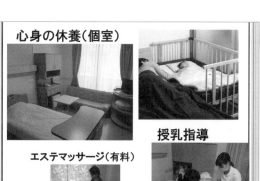

心身の休養(個室)

エステマッサージ(有料)

授乳指導

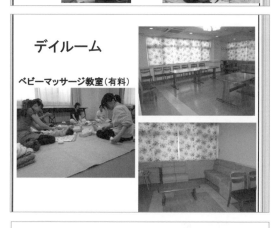

デイルーム

ベビーマッサージ教室(有料)

当院が産後ケアのために準備したもの

- ベビーベッド、スウィングチェア、大きめのコット購入
- エレベーター前の看板、病棟の看板表示追加
- パンフレット等
  産後ケアリーフレット、入所される方へ(オリエンテーション用紙)、問診票(入所者用)、受付票(電話依頼時の聞き取り用)、退所時アンケート
- アメニティセットなど

シンポジウム1 「産後ケア施設の運営を考える」

5市町村の委託を受けて産後ケア事業を運営

2017年に当院で分娩した437名の居住市町村を調べてみると、もともと牛久市からサービスが始まったのですが、その翌年から近隣の4市町村の委託が加わり、現在5市町村からの委託を受けて産後ケアを行っています。5市町村のサービスを受ける可能性がある

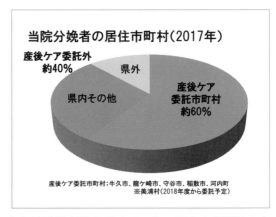

人たちが60％を占めていて、あとは委託事業を受けていない県内の市町村の方、もしくは里帰りでこちらにいらした県外の方を合わせて40％です。牛久市は分娩施設自体は2施設ありますが、実際に牛久市の方が牛久市で分娩するとは限らなくて、近隣地域でお産する方もそれなりにいるのです。ですから、近隣の地域全体でサービス内容を一定させるというか、ある程度同じサービスを受けられる態勢だと、私たちも受け入れやすいですし、お母さんたちも利用しやすいのかなと考えています。

利用状況

利用状況ですが、2016年4月から2017年12月、開始してから約1年9か月の状況をご報告します。利用者は27名、初産の方が23人、経産婦さんが4

人で、初産が85％と多くを占めていました。分娩場所は、当院でお産された方が16名、他院で分娩されて産後ケアを利用しにこちらにいらした方が11名でした。お母さんの年齢としては平均33.3歳です。

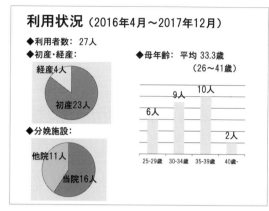

利用日数ですが、日帰り延べ数としては11回、宿泊ケア延べ数としては52泊ということで、単独でそれぞれのサービスを利用された方が多いけれども、日帰りケアと宿泊ケアを組み合わせて利用された方も5名ほどいらっしゃいました。日帰りケアは日中なので0.5日と考えて、宿泊ケアはちょうど24時間になりますので1日と利用指数して換算すると、平均が2.1日。0.5は日帰りケアを1回だけ使った方が4名。多かったのは2日が11名で、2泊3日の宿泊ケアを利用されてた方が圧倒的に多かったです。そのほかに3日、4日、5日と利用されている方がいて、意外と利用されている期間が短いというのが感想です。

利用開始の産褥の時期ですが、1週間未満が7人、7日から14日未満が5人、14日から1か月未満が4人と多く、やはり最初の1か月以内の産後ケア利用の方が大多数でした。ただ、産後2～3か月たってから6人ぐらい使用されており、もう1つの山がありました。牛久市は大体産後4か月までということできっちりは区切ってなくて、4か月何日で希望があった方に関しては、利用の申請を受け入れてもらっています。

実際の利用事例ですが、目的としては育児技術の習

利用状況（2016年4月～2017年12月）

◆利用日数
日帰りケア延べ数；11回、 宿泊ケア延べ数；52泊

＊日帰りケアや宿泊ケアを組み合わせて利用している方が5人いた．

＊日帰りケア1回を0.5、宿泊ケア1泊を1と利用指数として換算すると

利用指数	0.5	1	2	2.5	3	3.5	4.5	5
利用者数	4人	3人	11人	1人	5人	1人	1人	1人

平均の利用指数； 2.1（日）

得が最も多く、授乳に関するものがほとんどでした。ですが、ケア中に様々な不安や悩みを聞くことが多く、実際は育児不安が多かった印象があります。支援不足や授乳支援などをきっかけに産後ケアを利用して、全体的に不安が緩和された方が多くいらっしゃったように思います。

少数事例としては、お産に伴う恥骨結合離開の方、口唇裂の術後で授乳支援のご希望があった方。また、統合失調症、マタニティブルーなど精神疾患合併の休息や、家族内の人間関係の調整、心療内科受診の必要ありの方。さらに、切迫早産で長期入院後の体力不安のあった方、社会復帰への授乳も含めた不安のあった方が含まれていました。

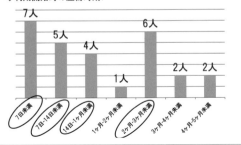

利用者の感想

宿泊ケアを利用された方の利用後の感想ということで、幾つか代表的なものを挙げます。「個室でゆっくりできた」「出産後初めてゆっくりできた。少し子どもを預かってもらい、休めた」「何度も授乳に付き合ってもらい助かっ

た」「もっと早く産後ケアを知りたかった」「産後ケアの制度は知っていたけれど、利用するのに少し悩んだ。友達にも産後ケアを知らせてあげたいと思った」など、いろいろな感想がありました。

病院の産後ケアのメリットということで、もしかすると一番大事なところかもしれませんが、初期費用があまりかからず、始めやすいというのがあります。また、院内に産婦人科、心療内科、小児科がありますので、必要時の外来の相談、受診がすごくしやすい。当院で分娩管理した方については、妊婦健診や分娩の入院で構築してきた人間関係があって、安心感や信頼関係が得られやすいという印象を持っています。

デメリットですが、あくまでも空き病床の利用ということで、満床の場合、適切なタイミングでの利用が難しい場合があります。ほぼ2年やってきて今まで大きな問題はなかったのです

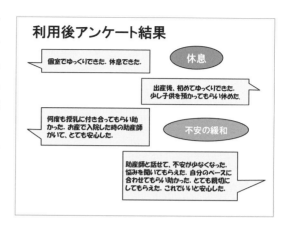

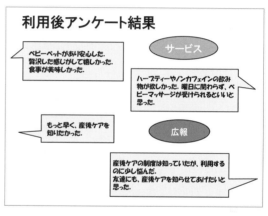

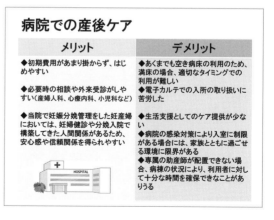

が、ぎりぎりのタイミングで調整しているようなときもあったので、優先的にというのがなかなかできないというのが少し弱いところかなと思います。あとは生活支援としてのケアの提供が少ないので、ピアカウンセリング的ないろんな教室や交流の場をちょっと持ちづらいというのがあります。また、病院の感染対策によって入室に制限がある場合には家族とともに過ごせる環境に限界があったり、専属の助産師が配置できない場合には病棟の状況によって利用者さんに対して十分な時間が確保できない可能性があるというのが挙げられます。

産後ケアを開設して感じる変化ということで、3つ挙げています。

妊婦さんにとって個人負担が少なく利用できる出産後の継続的なケアの選択肢が広がった。また、産後ケアを行うことによって、スタッフにおいては妊娠中や分娩入院中の妊産婦さんへの関わりを見直すことができた。また、行政への連携を意識するようになった。産後ケアセンターの開設によって、地域の保健師さんと同じ目標を実現していこうという共通認識ができたり、顔の見える関係になったことで行政との連携がさらに強化できた。

産後ケア開設での変化

◆産婦さんにとって個人負担が少なく利用できる、出産後の継続的なケアの選択肢が広がった。

◆産後ケアを行うことにより、スタッフにおいては妊娠中や分娩入院中の妊産婦さんへのかかわりを見直すことができた。また、行政への連携を意識するようになった。

◆産後ケアセンターの開設により、地域の保健師さんとも同じ目標を実現していこうとの共通認識ができ、顔の見える関係となったことで、行政との連携がさらに強化できてきた。

今後の課題

今後の課題としては、先ほどの岡本先生の助産所の発表の中にもありましたけれども、もっともっと一般のお母さん方に知ってほしいということ、また、逆にどういうニーズがあるのかを、病院という立場としてももっと把握したり、ケア内容や料金の見直しも少し考えていかなければいけないと思います。広域

での産後ケアの利用の推進ということで、里帰りで出産された方が1か月健診まで当院で経過を見てもらいたい、産後ケアを使いたいと思う方がいらしても、自費になってしまうとかなり敷居が高くなってしまいます。何か共通券みたいなものができたらいいなと個人的には思っています。

今後の課題
* 広報活動（産後ケアのアピール方法の検討）
* ニーズの把握と内容や料金の見直し、訪問ケアの選択肢
* 広域での産後ケア利用の推進
　　当院以外の分娩施設で分娩した方が利用しやすい体制づくり
　　里帰り分娩した方の対応の必要性
　　行政間のサービスの格差の縮小
* 医師・保健師・助産師・医療相談員・福祉関係等の多職種連携
　（精神科・心療内科との連携）
* 産後ケアセンター専属施設の整備？

　病院の1つの特徴ですが、精神科・心療内科との連携ということで、本当に入院しなければいけない方と、そこまでではない狭間で苦しんでいらっしゃる方がおられるので、そういう方に対応できる態勢も考えていかないといけません。個人的には病院は大きくベッド数を増やして、産後ケアをどんどんやっていくというのは、実際ちょっと難しいと思っていますが、産婦人科ケアの裾野を広げるという意味では、すごく利用ができる箱だと思います。

　核家族や高齢出産が増えている今、産後ケアセンターが全国に広がって、お産のあと退院して育児不安が強かったり、授乳が軌道に乗っていなかったり、家族のサポートがないとか、本当に孤立しがちな出産直後の女性を温かく支援していく一助になっていけばいいなと思っています。そして自分自身もしっかり頑張っていきたいと思います。ご清聴どうもありがとうございました。

安達：これまで先生方のお話を聞いていますと、経営的に厳しいというお話が続いていましたけれども、「産後ケア施設の経営と運営」ということで、AGSコンサルティングヘルスケア事業部部長の桑田光章先生、よろしくお願いします。

（財務会計の視点からみる）
産後ケア施設の経営と運営

桑田 光章（AGSコンサルティング ヘルスケア事業部部長）

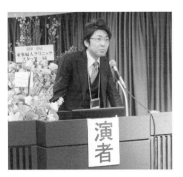

桑田：私は税理士なので、これまでと毛色が違う話で、ちょっと退屈な話に聞こえるかもしれませんが、お付き合いください。

「財務会計の視点からみる」という題名を出させていただきました。今日は3月11日ですので、われわれ税理士の業界は3月15日に向けて個人の方の確定申告の真っ最中です。私も100を超える先生方とお付合いさせていただいていますが―今日こちらにいらっしゃる先生方は違うかもしれませんけれども―多くの先生が数字とか税金とか経営とかにあまり興味がないですね。診療を頑張っていらっしゃるからでしょうか、一般の事業会社の社長様よりも、そういう方が多い傾向が見られます。

「道徳なき経済は罪悪であり、経済なき道徳は寝言である」という二宮尊徳先生の言葉がありますが、医療なのでもちろん非営利です。医療が営利であったら困るのですが、医療なのでお金を稼がなくてもいいという話ではもちろん

ありません。従業員さんにお給料を払ったりしていかなければいけないので、やはり一定の利益は出していかなくてはいけないというところをまず頭に置いて、私の話を聞いていただければと思います。

決算書は経営状態をまとめたもの

　経営状態を何で把握するかというと、決算書というツールがあります。まず財政状態、ある時点における会社の財産、債務をまとめたものを貸借対照表といいます。それから経営成績、1年間の収益から費用を差し引いて利益を表したもの

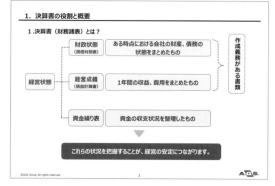

を損益計算書といいます。一般の民間の医療法人は貸借対照表と損益計算書の作成義務が法律で定められていますので、これを決算後2か月以内に税務署に届け出なければいけません。3つ目の資金繰り表は、後で説明させていただきますが、経営成績（損益）と資金繰り（キャッシュ）は一致しません。この3つを併せて把握していくことによって経営の安定につながるのではないかと思います。

　決算書とありましたが、事業そのものは途切れずに続くのが前提ですが、それだと決算をどこで組んでいくか分かりませんので、基

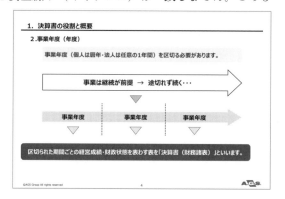

シンポジウム1　「産後ケア施設の運営を考える」

本的には１年毎に区切ることになります。個人の確定申告の場合は１月１日から 12 月 31 日までの１年間、法人の場合は任意で１年間を区切ることができます。日本の医療法人の場合は３月決算が大多数を占めています。この１年間の財政状態や経営成績を表すものが決算書で、貸借対照表と損益計算書です。

損益計算書と貸借対照表

　それでは、経営成績を表す損益計算書はどんなものかというと、もう単純ですね。右図の左側を見ていただくと、収益から費用を差し引いて利益を見せるものです。右側を見ていただくとボックスになっていますが、同じです。収益から費用を差し引いて利益を表したものが損益計算書と呼ばれ、英語表記ではP/L（profit and loss statement の略）と表記されます。

　一方、貸借対照表は、左側に資産とありますが、例えば預金だったり薬品の在庫だったり、それから保険

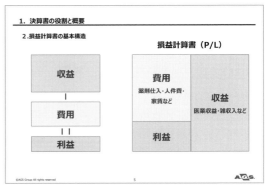

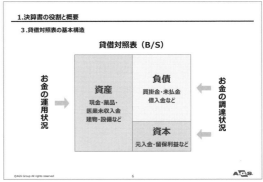

診療であれば２か月後に支払基金から入ってくるまでの間の未収入金だったり、医療機器だったり建物です。それを買うためにどうやってお金を集めたのかというのが右側になりまして、銀行からの借入など返さなければいけないものが

負債と呼ばれ、もともと自分が投資したものが資本です。貸借対照表の横に括弧書きでB/Sとありますが、一般的にバランスシートと呼ばれています。

1年間の経営成績を「先生、今年は良かったでしたね」とお話しすると、たまに「良くないよ。借金ばかり返しててさ、利益なんか全然出てないんだよ」とおっしゃる先生がいらっしゃるんですが、銀行への借入を返したというのは費用ではありません。貸借対照表の負債が減っているということになります。つまり、利益とお金はイコールではないということです。

この貸借対照表と損益計算書がどのようにつながっているかを表したのが下図です。一番左のB/S、開業時の初期投資を、ご自分で300万円の出資と、銀行から700万円を借りて元手資金1,000万円で開業しました。その1,000万円を何に使ったかというと、薬品、在庫に100万円使って、その他医療器械などに600万円使って、手元にまだ300万円残っている状態からスタートしたという状況です。

右側のP/L、1年後にどういう経営成績だったかというと、収益が1,000万円でした。左側を見ていただくと、人件費、減価償却費、その他とありますが800万円経費が使われて、その下に税金（60万円）、利益（140万円）とありますが、単純

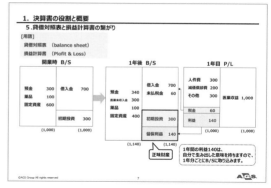

に1,000万円から800万円を引くと200万円の利益になりますが、日本は残念ながら30％税金がかかりますから、200万円の利益が出れば60万円の税金がかかるという1年間の経営成績が損益計算書です。

真ん中の1年後の貸借対照表（B/S）に、元手資金300万円から始めたところに税引後の利益140万円が足されて自己資本が440万円に厚くなったというのが、この医療機関の1年間の決算書になります。貸借対照表を見ていただくと、同じように1,140万円ということで右と左がバランスしていると思いますが、そういったつながりがあることを覚えておいていただければと思います。

損益とキャッシュは一致しない

次に、先ほど損益とキャッシュは一致しないと申し上げましたが、矢印の上側は、その物事が起こったときで—日本の会計制度では現金が動いたときではなく物事が発生したときが基本的には決算書に数字を計上していく時期となりま

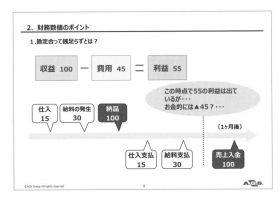

す—図を見ると仕入 15、給料の発生が 30、納品と書いてあるのは売上が計上されたときとお考えください。売上がここで 100 計上されました。上だけ見ていただくと、上の計算式、収益 100 引く費用 45 で利益 55 というのが成り立ちそうですが、実際のキャッシュの動きは矢印の下側です。

仕入れたものの支払い 15、給料の支払い 30 があって、点線で縦軸を引いていますが、ここで決算を迎えた場合、まだ 100 の入金がありませんよね。医業の場合、保険診療の場合は分かりやすく 2 か月後の入金になりますから、2 か月間お金が寝てしまうわけです。でも、その間に給料や仕入の支払いがあれば、結局資金繰りが回っていかないということになります。経営成績、損益 P/L だけを重視していくとお金が行き詰まるというのは、このことを言います。この辺もご注意いただきたいことです。

減価償却費

減価償却費は聞き慣れない言葉だと思いますが、日本では10万円以上の医療機器とかを買った場合は1年間ですべてを経費にすることはできません。ここでは600万円の例を出していますが、600万円の医療器械を買った場合は、耐用年数と呼ばれる国が定めている耐用年数で案分して経費に計上していくことになります。その計上していく経費が減価償却と呼ばれますが、見ていただくと資金は1年目に600万円一括で出ますが、損益は10年間で均等に60万円ずつ計上していく。先ほど申し上げたようにキャッシュと経営成績が一致しないことが、こういう現象からも起こり得るということです。

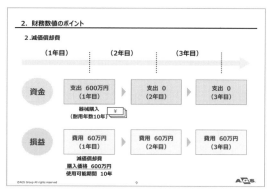

損益分岐点

ここからは経営分析の話になりますが、「固変分解」と呼ばれる経費を変動費と固定費に分けて分析をしていくという手法があります。変動費とは何かというと、薬品の仕入とか、患者さんが増えれば増えるほど増える経費です。一方、固定費というのは、家賃とか給料とか、基本的には患者さんの人数によっては変動しない一定のものです。収益から変動費を引いたものを「限界利益」

と呼びます。難しい言葉が並んで恐縮ですが、変動費、固定費、限界利益、この3つだけ覚えていただきたい。これを使って経営分析をしていくことになります。何を分析していくかというと「損益分岐点」で、これを分析し黒字か赤字かを調べる分析方法になります。

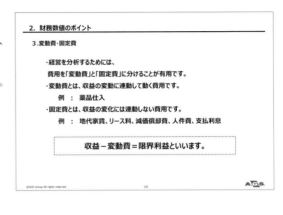

図のグラフの左側の軸を見ていただくと、縦軸で利益を取っています。上に行くほど利益はプラス、下に行くほどマイナスです。ちょうど真ん中で横軸に矢印を引っ張っていますが、この高さが固定費です。先ほど申し上げたように患者さんの人数に応じない経費がここの横軸だとすると、先ほど収益から変動費を引いた限界利益、これが斜めに走っている線です。真横に走っている固定費と限界利益が交わる点が損益分岐点で、ここを超えたところからが利益となります。この損益分岐点を知ることで、経営分析がやりやすくなります。

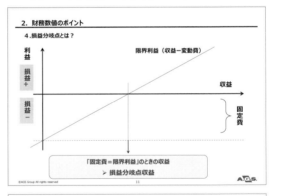

この損益分岐点は簡単に計算することができまして、下に算式がありますが、固定費を1から変動比率を引いたもので割り返すということで計算できます。損益

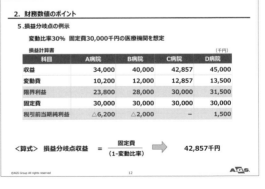

分岐点が計算できるということは、基本的には損益分岐点から上の収益は利益になるということが分かるので、結局、「収益は患者さんの数×単価」ですよね。単価というのは大体自院で把握されていると思うので、何人来ればうちは黒字にな

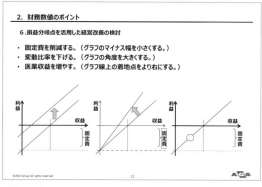

るということが分かります。稼働日数も限られますから、1日の目標の患者数というのが分かります。ですから、この損益分岐点は非常に重要な指標となります。

損益分岐点は動かすこともできます。まず固定費を削減する。これは家賃を減らしたりとか余剰な人員を減らしたり、給料を減らしたりとか。次に変動比率を下げる。これは薬剤の仕入で、業者さんに合見積りを取って多少でも仕入単価を下げる。また、単純には売上を増やしていくことでも損益分岐点を改善できます。

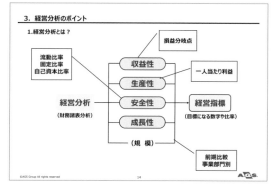

決算書というのが何となく見えてきましたでしょうか。貸借対照表を見れば、お金が足りていないなとか、逆にお金がだぶついてるとか、非常にきれいな財務状況だなとかを、自分でも分析できるようになります。経営者の皆様がこういう経

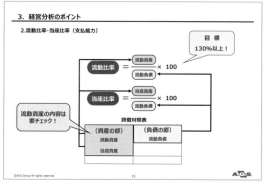

営指標をセルフチェックすることで、経営の安定にもつながっていくということになります。

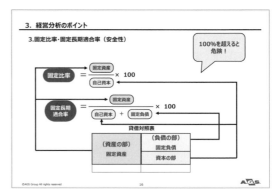

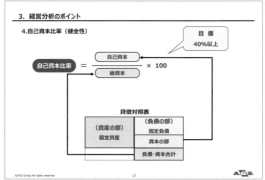

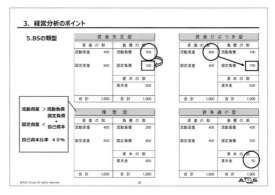

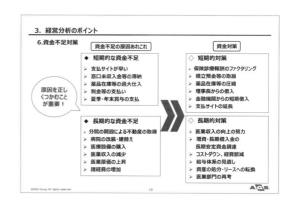

 # KPI (key performance indicator) 経営指標

　今日のプレゼンは「産後ケア施設の経営と運営」ですので、説明したような会計専門的な指標ではなく、KPI（key performance indicator）経営指標と呼ばれているものを幾つかご紹介させていただきます。
　産後ケア施設は業種目としては旅館業だとうかがっています。ただ旅館業と全く同じかというともちろんそうでないと思いますので指標は異なってくるとは思いますが、一般的に旅館業の中で使われている指標がリピート率であったり顧客満足度であったりします。施設によりいろいろ考え方は違うと思いますが、客室稼働率、定員稼働率といった指標を用いることもあります。また、先ほど申し上げたお客様の単価。単価をどうやって設定していくか。それから宿泊の人数、

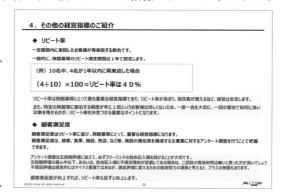

1人当たりの宿泊数や宿泊の比率、日帰りのお客様とお泊まりになったお客様の比率はどうだったのか。また料理の原価率。これらが一般的な指標として使われています。

最後にまとめとなりますが、決算書の基本構造ということで、貸借対照表と損益計算書はどういうものかを経営者の皆様自らが理解して―1円まで把握してください とは申し上げておりません―構造を理解して、自院の成績がどうだったというのをしっかり分析していただきたい。損益分岐点というのを覚えていただいて、目標をしっかり立てていくことが重要かと思います。

4．その他の経営指標のご紹介

◆ 客室稼働率

客室稼働率とは、保有客室の宿泊稼働状況を示す経営指標です。

（例）客室が50室あり、宿泊稼働客室が45室の場合

(45÷50)×100＝客室稼働率は90％

客室定員1～2名の客室を多く保有している旅館業等には、有効な経営指標になります。

◆ 定員稼働率

定員稼働率とは、客室総定員に占める宿泊客数の割合を示す経営指標です。

（例）客室総定員が100名、宿泊客数が60名の場合

(60÷100)×100＝定員稼働率60％

客室定員が4～6名で、家族利用が多い宿泊施設は、客室稼働率ではなく、定員稼働率の方が有効な経営指標になります。例えば、客室定員4名の大部屋に1名で宿泊した場合と、客室一杯の4名で宿泊した場合を比べると、利益は後者の方が圧倒的に高くなります。
このように客室稼働率では見えない収益性を、定員稼働率で計ることができます。
定員稼働率を見落とすと赤字経営に転落するリスクが高まるので、定員数が多い客室を多く保有しているホテル・旅館業者は日頃から注視したい指標であります。

4．その他の経営指標のご紹介

◆ 客単価

客単価とは1客あたりの売上のことです。

（例）全体の収入が月100万円で、月の宿泊客数が100名の場合

100万円÷100名＝客単価は1万円

客単価は施設の性格（コンセプト・宿泊料金）を決める指標でもあります。
例えば、高級路線であれば客単価を高めに設定する必要があるし、大衆路線であれば客単価を低めに抑える必要があります。
旅館業等の客単価は工夫次第でいくらでも上げることができます。
経費を増やすことなく客単価を上げることができれば、施設の利益が増加し収益性が高まるので、客単価は施設の存続を左右する重要な指標となります。
なお、客単価は、顧客サービスの費用対効果を計る際、あるいは、新規顧客獲得のための広告宣伝費の費用対効果を計る際にも活用できます。

◆ 宿泊客数

宿泊客数は、宿泊利用したお客様の人数のことです。

宿泊客数＝客単価で、宿泊にかかる収入を算出することができます。
従って、収入を増やすには、宿泊客数か客単価のいずれかを上げる努力が必要になります。
宿泊客数を上げるにはサービス精神の高低がポイントになり、一期一会を大切に、良い印象を与えることができるか否かが分かれ道です。
なお、宿泊客数を上げるには、広告宣伝費の投資額がかかります。
一般的には、宿泊客数よりも客単価を上げる投資コストの方が安い傾向にあります。

4．その他の経営指標のご紹介

◆ 一人当たり宿泊数

宿泊利用者一人当たりの宿泊数のことです。

（例）ひと月の宿泊利用者数が100名で、同月の宿泊数が150泊の場合

150÷100＝一人当たり宿泊数は1.5泊

1泊利用者と3泊利用者では、施設内で使うお金の消費量に大きな差が生じます。
一般的には、一人当たりの宿泊数が長いほど、顧客単価が高くなります。そして、日帰り客よりも宿泊数、同じ宿泊客でも宿泊数が長いほど、顧客単価が高くなります。従って、1泊利用を2泊、3泊と、いかに一人当たりの宿泊数を長引かせることができるか否かが、顧客単価を高めるポイントになります。

◆ 宿泊比率

宿泊比率とは、来客者のうち、宿泊客と日帰り客の比率を示す経営指標です。

（例）来客者が100名で、宿泊客が60名、日帰り客が40名の場合

(60÷100)×100＝宿泊比率は60％

宿泊比率が高いと宿泊客の割合が多く、宿泊比率が低いと日帰り客の割合の方が多い、ということになります。
日帰りの温泉施設がある宿泊施設の場合、宿泊比率を把握すると、費用対効果を考慮したきめ細かい接客サービスを検討することができます。

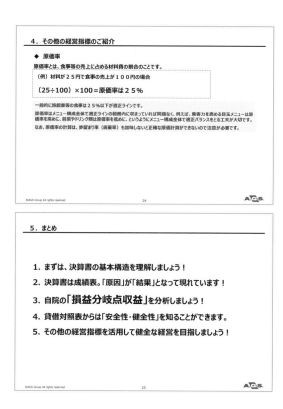

安達：これから質疑応答に入りますが、準備をしている間に日本助産師会から皆様にご案内をさせていただきたいと思います。

　平成30年4月から世田谷区にあります産後ケアセンターを日本助産師会が運営させていただくことになりました。武蔵野大学から引き継いで、4月1日から新たにスタートとなりますので、皆様方にはいろいろな面でご協力をいただくことと思います。どうぞよろしくお願いいたします。

百枝：それでは、後半の質疑応答を私が担当させていただきます。それぞれのお立場からいろいろなプレゼンテーションがありましたが、少し項目に分けてディスカッションしたいと思います。

　プレゼンテーションをまとめますと、産後ケアの需要というか、必要性は皆さん認識されていて、比較的高い志でやっておられるけれど、経営的には非常

に厳しいものがあるというのがまず1つ。

あとは、行政とか保健所とかの連携について、病院はうまくいってるところもあるけれど、助産所とかクリニックのレベルではどうかという問題も1つあると思います。

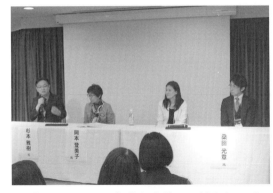

最後に、具体的に経営に関して今日はかなり一般的な会計のお話をうかがったんですが、もう少し専門家に聞いてみたいことがあればということで、ディスカッションしたいと思います。

今日お話をうかがっていて、地域差とか自治体による温度差が非常にあるような気がしました。そういった点で問題を抱えておられる方とか、ご意見がある方がいらしたらぜひご発言いただければと思いますが、いかがでしょうか。

杉本：君津市は第一次から手挙げさせてもらって、近隣市町もようやく今年（平成30年）の春からやろうという話で動いています。けれども、この産後ケアは君津市もよく分からない分野なんです。説明している私たちもよく分からない。よく分からないことを行政官が一生懸命考えて補助を出すといってもね。ですから今は、本当に先駆者となるべく動いているなというのが現状です。

携帯電話は、いま僕らは当たり前のように使っています、いつの間にかスマートフォンになっちゃいましたけど。最初の頃って、よく分からないけどでっかいのを持っていたじゃないですか。それでも欲しくて買った。今の産後ケアはそんなときと同じだと思う。1回使って、ああ、いいなと思えば、ぐっと広がっていくんじゃないかと個人的には思っています。ですから、どんどん既存の施設を利用していただくのが一番だと思いますね。

岡本：助産院の場合ですが、川崎市では年々利用者が増えているというのは事実です。やはり人口密度が増えていて転入者が多いこともありますし、高層マンションがどんどん建設されているので、利用者の方々が、同じマンションの方に、こういうのを使って良かったよということを伝えているというのがあるようです。少しずつは増えていますが、経営の安定にもっていくのは非常に

厳しいなと、今の時点では思っています。

　桑田先生のプレゼンに稼働率の話がありましたが、正直言いまして、4床の中に毎日2人の利用者がいれば何とかなります。しかしながら、1人の利用者で施設を存続していくのは厳しいです。1か月に60日以上の利用者がないと経営的にはアウトです。でも頑張るしかないと思っていますけどね。

百枝：小倉先生のところは、行政も比較的理解があるということですね。

小倉：そうですね。でも杉本先生がおっしゃっていた通り、最初は、本当に分からない同士でしゃべっているという状況でした。「こうなんですかね」「どうなんですかね」というのが続きました。でも、やり始めていろいろ修正されてきたし、先駆的なモデル事業として経験されていたところに見学に行って参考にさせていただいたりしてやっています。

　あと、私の病院は牛久市ですが、保健所が開催して、県南の地域で産後ケアをこういうふうにやっていますと、行政や医療施設の方にお話しする機会を作っていただいています。それを契機に、やってみようかと。今、委託事業の市町村が増えているのは、そういう流れもあるかと思います。

百枝：ほかに何か、行政との連携で何かアイデアがあるという方がいらっしゃれば。

参加者：お年寄りに対する介護についてはどれほどのことが地域でやられているかというと、1人ひとり、一軒一軒のお年寄りに対して、この人が自宅に帰ったときにどういう生活ができるのか。手すりがあるのかないのか、そこまで見に行って、みんなでカンファレンスをやる。主治医の意見書があり、それに対してケアマネージャーが付いて、こうしてください、ああしましょうということができているんですね。

　ところが、子育てについては子育て世代包括支援センターという名前だけはあるけれど、各家庭や母子を見るケアマネージャーがいない。今後、それをやっていかないといけないのだろうけど、それを誰がやるのか、また、その研修をどこがやるのかということを、もうちょっときちんと明確にしないとだめですね。妊娠中、あるいは出産のときにこういう問題があったから、「あなたはここに行ってこういうふうなケアを受けましょう」ということを総合的に回す人がいて、どんな家庭も安心して子どもを産める、育てられるというような安心できる環境を作っていく必要があると思います。

シンポジウム1　「産後ケア施設の運営を考える」

そのためには、国の予算が現状の0.5兆円ではとても足りないです。産婦人科医会の会長は8兆円要るとかおっしゃっていますけれど、とにかく思い切ったことをしないと。

杉本：1ついいですか。例えば介護保険という制度がありますね。あれはもう何兆円もつぎ込まれて、いろんな仕組みを整えている。だから介護事業としてしっかり組み込まれて、いろいろな業態の人たちが入ってきている。老人が増えていますから、これは必要です。

台湾では、結婚式の資金をためるのと同じように、結婚したら産後ケアの資金をため出すんです。あそこの産後ケアを利用したいから私たちは月々幾らためてと、それぐらい文化が違う。韓国に至っては、おばあちゃんたちが孫のために、お金を出すからいいところへ行きなさいと、そうなるわけです。やはり文化が違う。産後ケアをやっていて確実に言えるのは、間違いなくお母さんたちの顔つきが変わって、元気になって帰っていく。ということはニーズがないわけはない。

ただ、子育てをしてると忘れちゃうんですよね、1回産んだら終わりとか。そこが介護とは違う。介護はお亡くなりになるまで続きますから。予算が足りないのは、その通りだと思います。

安達：現在の東京世田谷区の産後ケアセンターは15床で、稼働率が95％です。なので、利用状況は地域により状況は違うようです。4月からの運営にあたっては、世田谷区と国と東京都から運営交付金のような形で運営にかかわる費用を頂戴します。それから、建物、土地に関しては世田谷区のものなので、助産師会からの持出しはありません。自己負担でという方向性と、市町村や国、公の機関からの補助ということ。それを全国一律にというのはなかなか難しいかもしれませんが、これからは、いろいろな運営の形があるのかなと思っています。

百枝：私が感じたのは、ニーズというか需要に関して、虐待につながるような気になる妊婦さん、客観的に絶対にケアを受けたほうがいいという方と、特別な問題はないんだけども、利用すれば明らかにそれなりにメリットが得られる、そういうレベルと2つのニーズがあって、どちらを目指すのか。本当に必要な人だけに絞ると、利用者はそれほど多くはないと思うのですが、韓国や台湾のように多くの人が、文化として利用する。そういう方向に持っていければ経営として成り立つという気はするのですが。学会理事長の林先生はどのよう

なご意見をお持ちでしょうか。

林：個人開業の側面と行政の対応の側面と両方あるかと思いますが、行政の方も必ずしもよく把握していない面がありましてね、日本でせいぜい15％ぐらいの市町村しか、まだ子育て世代支援センターをやっていない状況なんです。個人開業の形態を幾つか見てきましたが、例えば小倉先生のところは社会医療法人ですから一般の医療法人と形態が違うわけです。社会医療法人というのは、救急とか周産期というあまり採算が取れない事業を市町村が担い切れないときに、民間に社会医療法人という形態のものを認可することができるんです。医療法人と完全に違うのは、利益を上げていいということです。市町村がもともと負担をかけているわけですから。その代わり利益を上げていい。また、例えば不動産軽減税率が認められるとか、いろいろな軽減税率が認められる。その一環で産後ケアをやることが可能になってくる。

あと、自治体病院の空床利用、あるいは病院の空床利用のこともありますが、政府側のほうでまだ少し曖昧なところがある。空床利用した場合、病人ではない人を収容するためにベッドを使うわけですから医療保険がきかないわけです。一般の入院患者と一緒に置くような産後ケア病棟を作っていいのかという問題があったりします。

今は、病院で空床があまり増えてしまうと、総務省からベッドの返還を要求されます。私が総務省に交渉させていただいたのは、産後ケア病棟に使う場合は返還すべき病床数から引いた分だけで認めてくれないか、そのような細かい技が必要になってきます。

助産所の場合も経営が非常に厳しいわけですが、先ほど安達先生がおっしゃっていた世田谷の問題も、実は厚労省と随分もめた時代がある。どうしてかというと、15床とおっしゃっていましたが、医療法で助産所は9床しか認めない。それ以上抱えているところは助産所として認めないわけです。

それで仕方がなく、世田谷もそうですし山梨の健康科学大学の場合もそうですが、全部旅館業で届け出ています。旅館業ですと、今度は帳場や、避難経路を作らなきゃいけないため、また投資が大きくなって経営をますます圧迫する。

今度のガイドラインに、市町村が助産所に準じた基準をやれば9床を超えても構わないと1項目入っていますよね。そういう細かい話もいろいろありますので、今はそれを1つずつ細かく読んで、経営が成り立つように何か経営形態

をつくっていくという段階ではないかと思います。

百枝： ありがとうございます。それでは、「シンポジウム1　産後ケア施設の運営を考える」をこれで終わらせていただきたいと思います。ありがとうございました。

司会： 座長の百枝先生、安達先生、シンポジウムの先生方、ありがとうございました。

シンポジウム2
「生活の視点からみた妊娠・出産・育児のニーズにどう応えるか」

演者　清水　なほみ（ポートサイド女性総合クリニック　ビバリータ　院長）
　　　中野　泉　（(一社)アカデミアサポート代表）
　　　山形　照恵（子育て学協会理事）
　　　渡邊　大地（(株)アイナロハ代表）
座長　中嶋　彩　（東峯サライ副所長）
　　　渡辺　多恵子（日本保健医療大学准教授）

司会：続いて、シンポジウム2に進みます。シンポジウム2のテーマは「生活の視点からみた妊娠・出産・育児のニーズにどう応えるか」です。座長は、産後ケアセンター東峯サライ副所長で助産師の中嶋彩先生と日本保健医療大学准教授の渡辺多恵子先生です。

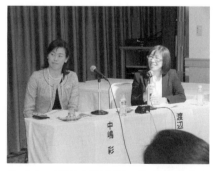

渡辺：本日の最後のセッション、シンポジウム2「生活の視点からみた妊娠・出産・育児のニーズにどう応えるか」を開始したいと思います。4人の先生方が、それぞれの立場から発表してくださいます。

中嶋：最初は、ポートサイド女性総合クリニックの院長の清水なほみ先生です。産婦人科女医の出産体験からみた妊娠・出産・育児のニーズにどう応えるかでお話しいただきます。

産婦人科医の出産体験から考える生活ニーズ

清水 なほみ（ポートサイド女性総合クリニック ビバリータ院長）

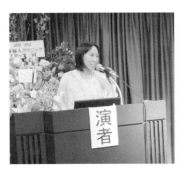

清水：私のような若輩者に声をかけていただいて、このようなチャンスをいただけたことに大変恐縮しながらも、いっぱいお話ししたいことがあるなと思って本日やって参りました。

女性だけが二者択一の人生？

私は横浜で、産科はやっていませんが、婦人科だけのクリニックを開業して8年目になります。長女が7歳、次女が4歳半の2児の母でもありますが、もともとは妊娠願望というか結婚願望がなく、今の仕事を学生のころからやりたいと思っていました。仕事をやるんだったら家庭を持つことは障壁になるから諦めな

女性だけが二者択一の人生？

- ▶開業して半年後に長女を出産・3年後に次女を出産
- ▶次女が2歳の時にミュージカルの舞台に復帰＆サロンを開業
- ▶2年前にトランスフォーメーショナルコーチ®を取得

・・・妊娠・出産であきらめたものはほとんどありません

いといけないと思っていたんです。でも、上京して松峯先生のクリニックで仕事をさせていただいているときに、松峯先生から「あら、あなた、もっと欲張りにならなきゃ駄目よ」と言われて、あ、欲張りになってもいいのかと思いまして、ふと考えたんですね。仕事か妊娠・出産かの二者択一の人生を、何で女性だけが強いられないといけないのだろうかと。だったら両方やってみようと、別に計画的にこうしたわけでも、計画なしでこうなったわけでもないのだけれど、開業して半年後に長女を出産、3年後に次女を出産しました。出産の8時間前まで診療して、退院の翌日から診療に復帰していました。

それ以外に、次女が2歳になった段階で、趣味でやっていたミュージカルの舞台に復帰し、エステサロンを開業して、2年前には、日本ではまだ普及していませんが、診療で活用しているトランスフォーメーショナルコーチ®という心理技術を取得しています。

妊娠・出産で諦めたものは、多分、割れた腹筋を取り戻すことと、座って食事をすることぐらいかなという感じですね。

先ほどから文化と言われていますが、日本のお母さんにとって文化とはどういうものなのだろうか。一時期話題になりましたけれど、「あたしおかあさんだから」という歌の歌詞を読んだときに、こういう価値観を押し付けられているお母さんたちが私のクリニックに悩み相談にいらっしゃるんだなと感じました。

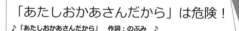

「あたしおかあさんだから」は危険！

♪「あたしおかあさんだから」　作詞：のぶみ ♪

今は爪切るわ　子供と遊ぶため
走れる服着るの　パートいくから
あたし　おかあさんだから

あたし　おかあさんだから
眠いまま朝5時に起きるの

あたし　おかあさんだから
大好きなおかずあげるの

あたし　おかあさんだから
新幹線の名前覚えるの

あたし　おかあさんだから
あたしよりあなたのことばかり

母親の意識と子どもの健康

　実は、こういう犠牲心たっぷりで"お母さん"をやること自体がお子さんの将来の健康に対して影響を与えることが、脳科学的に分かってきていますし、診療の中でも非常に実感しています。妊娠前、妊娠中、産後の母親の意識が子どもに連鎖してしまう、もしくは伝わってしまうことが、心理技術を教えてくださった先生の研究から分かってきています。

　実際にクリニックであった症例で、例えば「自分（お母さん）は子どもが欲しくなかったけど、お父さんがどうしても欲しがったから」「あなたのために痛みを我慢するなんてまっぴらごめんだったから無痛分娩にしたわ」と、お子さんに伝えているケースがありました。そのお子さんは30代の娘さんなのですが、彼女は痛みに非常に過敏で、構造上、何も問題ないのに外陰部を触っただけで非常に痛みを訴えられ、性交障害で、にきび等の皮膚症状も多数ありました。

　あと、ご両親が育児放棄で、10歳まで祖母の元で育ったという女性は、60歳を過ぎた今でも自己認識（自己肯定感）が低く、「自分が一番許せない」とおっしゃっていました。不安障害やうつで、お薬をやめられないという方です。

　また別の女性ですが、自分の母親に分娩時のことを聞いてみたら、いたわってもらえなかった、ほっとかれた、ひどかったという印象を受け、その女性は30代ですが高血圧で、自分の人生を一言で表すと"苦行の場"と言われました。

　このように、母親の意識が子どもに伝わるケースが多々あります。

母親の意識と子どもの健康

妊娠前・妊娠中・産後の母親の意識は
　　　子どもの健康や学力・経済力に影響する

例1)「お母さんは子どもは欲しくなかったけれどお父さんが欲しがったから」という理由で妊娠し「あなたのために痛みを我慢するなんてまっぴらごめん」で無痛分娩を選択した母親→子どもは痛みに過敏になり性交障害・ニキビ等皮膚症状も多数

例2) 両親が育児放棄で10歳まで祖母の元で育った女性→60歳を過ぎた今でも自己認識が低く「自分が一番許せない」・不安障害やうつで服薬中

例3) 母親の分娩時の印象が「労わってもらえなかった」「ひどかった」→30代だが高血圧・自分の人生の印象は「苦行の場」

今、ミラーニューロンというものも研究されていて、お母さんのお腹の中に胎児がいるときに、お母さんの感情を自分の感情だと勘違いして認識してしまうということも分かってきています。

母親を幸せにすればいい

　それでは、どうしたらいいのか。お母さんを幸せにしてあげればいいんだということで、私も妊娠前・妊娠中・産後にどのように関わっていったらいいのかを日々研究しています。

　妊娠前に関しては、まずなぜ妊娠したいのかを深く聞くようにしています。「年も年だから」「親にせかされているから」「この年だと産んでるのが当たり前だから」「産んで一人前だから」、これを心理的技術的な用語で「外的基準」といいますが、内側から沸き起こる基準ではなくて、外から押し付けられた基準を理由にして妊娠を目指してもうまくいかないです。妊娠がうまくいかないだけではなく、産後がうまくいかなくなることもあります。

　また、私もそうですが、「仕事もしたいんだけれども妊娠、出産もしたい」、これを「ダブルバインド」といいます。簡単に言うと、痩せたいけどケーキも食べたいみたいな感じですね。そうすると、「やはり妊娠しないままのほうがメリットがあるぞ」と潜在意識は認識しますので、妊娠しない状態をつくることがあります。

　あとは妊娠中の不安、こんなことが起きたらどうしようとか、陣痛に対する不安を訴える方は結構いらっしゃるので、それらをトラブルシューティングしていく。あと、妊娠中に親子げんか、夫婦げんかをしてい

だったら母親を「幸せ」にすればよい

▶ 妊娠前のメンタルモデルのずれを修正
　　「なぜ妊娠したいのか？」がずれているとうまくいかない
　　妊娠によるデメリットを感じつつも妊娠すると影響が出やすい

▶ 妊娠中の不安を解消・トラブル対処法をトレーニング
　　あらかじめ起こりうるトラブルを想定して対処法をインプットしておく
　　妊娠中に親子喧嘩・夫婦喧嘩はNG

▶ 産後のトータルケア
　　親の意識は0歳児にも伝わる
　　→親が幸せを感じていないと「自分は親を悲しませる存在」という自己認識が育つ

ると、赤ちゃんは先ほどのミラーニューロンではないですけれども、それをキャッチしてしまいますので、けんかが起きないようなメンタル調整をしていく。

また産後においても、0歳児は言葉を認識していないと思われるかもしれませんが、それを赤ちゃんがキャッチすることは分かってきています。例えば、親が幸せを感じずに子育てをしていると、自分は親を悲しませる存在であるという自己認識の下に育っていくので、アトピーが出たり、血液の悪性腫瘍になったりという症例を数々体験しています。

母親の幸せを阻むもの
ジェンダーバイアス

では、幸せに妊娠・出産・子育てすることが、なぜ難しいのか。私も2人産んでいますけれども、その経験から一番大きな障壁だなと思ったのは、自分の中にあるジェンダーバイアスでした。私の産後は夫が本人の都合で一時的に専業主夫に

母親の幸せを阻むものその1

見えないジェンダーバイアス

「夫が朝ご飯を作ってくれます」
「まあ!素敵なご主人ね〜。うらやましい!」

→こうすると・・・
　「妻が朝ご飯を作ってくれます」
　「すごい!すてきな奥さんね〜。うらやましい!」

→こっちの方がしっくりくる?
　「妻が朝ご飯を作ってくれないんだ」
　「まあ!なんて奥さんなの!ひどいじゃない!」

なりました。今は2人とも働いていますが、数々ある家事の中で唯一、朝ご飯を作るのは夫の仕事になっています。ただ、「今日の朝ご飯を夫が作ってくれました」と言うと、「まあ、すてきなご主人ね。うらやましい」と言われることが多いんです。じゃあ、夫が「妻が朝ご飯を作ってくれました」と言って、「すごい。すてきな奥さんね」と言われるかどうかですね。でも、「妻が朝ご飯を作ってくれないんだ」というと「まあ、何てひどい奥さんなの」、と言われませんか?こっちのほうがしっくりきますよね。

今日みたいに日曜日に私が学会やミュージカルの練習に出かけると、「今日、

お子さん誰が見てるの？」「夫です」「まあ、すてきなご主人ね」と言われるんですけれども、男性が日曜日にゴルフに出かけたときに「今日、お子さん誰が見てるの？」と聞かれますかということです。この、世間全体にある、そして一番障壁となる女性の自分自身の中にあるジェンダーバイアスというものに気づいて、それを取り除いて、こうすべき、こうあるべきという自分が付けている足かせを取り除くことが大事だと感じています。

制度はあるけれど

　もう1つは、制度はあるけど全然使えないなと実感することが多くて。例えばファミリーサポートは、5年前に登録したけれども一度も利用していません。なぜなら、そもそも登録自体がなかなかできなくて。相談やどういう人に来てほし

母親の幸せを阻むものその2
制度はあるけれど使えないサポート

例1）ファミリーサポート
　登録や相談の受付がリアル対面のみ＆平日昼間のみ
　ニーズに合うサポーターがいなければいつまでも派遣してもらえない

例2）両親学級・父親学級
　そもそも意識が高い父親しか参加しない
　「育児」のやり方は教えてくれても「家事」は教えてくれない

例3）学童・放課後キッズクラブ
　学級閉鎖の時には利用できない

いという受付が、リアル対面でしかも平日の昼間のみなんです。これでは、働いているとなかなか利用できない。自分のニーズに合うサポートさんがいないと「いないです。」で終わって派遣してもらえない。ネットからポチッとやると派遣してもらえるシッターさんのほうがよほど使えるんです。
　両親学級・父親学級、イクメン教育とか言われていますけれども、そもそもそういうところに来てくれない男性の教育が必要なので、来てくれる男性にいくらイクメン教育をしても必要なところに十分浸透しないと感じています。
　育児をやっていて感じるのは、夫にやってほしいのは育児じゃなくて家事なんです。赤ちゃんのおむつを替えなくていいから、せめて自分の分のご飯だけでも作ってほしわけです。

シンポジウム2「生活の視点からみた妊娠・出産・育児のニーズにどう応えるか」

お母さんのニーズが高い、育児のやり方を教えてほしい、そして不安や心配を解消してほしいという役割を、夫に担えといっても無理です。心理学的に「うつ」という状態は、ぶつけどころのない怒りをため込んだとき、簡単に言うと理不尽な思いをずっとため込んだときに起きます。なので、産後うつの予防のために夫が一番すべきことは、サンドバッグになることだと言っています。つまり、赤ちゃんに対して、お母さんは「もう、さっきおむつ替えたのに、何でまたうんちしてるのよ」と思うけど、その思いを赤ちゃんにぶつけるわけにはいかないんです。そのぶつけどころのない怒りを吸収する役割が夫の重大な役割なんです。でも女性がキーキー言うと、だんだんとフラリーマンになって家に帰ってこない。そういう夫を教育する、お母さん以外の第三者が必要だなとも感じます。

　あと、長女が小学校に入って、これまた、いろいろ大変な障壁が発生するんだなと感じています。先日、長女がインフルエンザになって1週間休んだのですが、なんと、その次の週に学級閉鎖になったんです。学級閉鎖になると学童にも行けません、習い事にも行けません。1週間病児保育をお願いした後に、1週間の学級閉鎖の間はまたベビーシッターさんを派遣してもらわないといけなかった。

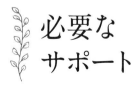

必要なサポート

　こういう使えない制度がたくさんありまして、じゃあそれを使えるようにしてやろうじゃないかと考えています。私は2回ほどうつ状態を経験しましたけれど、うつになったときに、自ら「助けてください」とは言えません。なので、うつにならないように、もしくは自己認識（自己肯定感）が低くならないようにするための暗示を童話や童謡に組み込んだものを、例えば、電子母子手帳などを通じて配信できないかと考えています。

　先ほど夫の教育と言いましたけれども、産後の疲れた状態で夫に家事を教えるのはすごく大変です。夫はやる気だけはある新人学生バイトだと思えと言わ

れても、「そこにじっとしてて」と言うしかない状態なので、家事を教えるとか、妻のサンドバッグになるためにはどうしたらいいのかといった夫の教育をしてくれる第三者を家に派遣する制度がほしい。

　もう1つ、産後うつについては、本人が自己申告は絶対してくれませんので、身近にいる人が、これはおかしいぞ、病院に連れていこうと、いかに早く気づけるかにかかっています。その重要な役割を担うのは家族、夫もしくは本人の母親です。こういうことがあったら要注意ですよ、ということを予め家族に教育してくれる人が家に来てほしいということです。

　下図には産後ケアハウスじゃなくて「産後シェアハウス」と書いていますけれど、行政的な縛りをくぐり抜けられる共同生活をできる場所が、自宅に帰るまでにワンクッションあったらいいなと思います。ちょっとトイレに行く間、2〜3分赤ちゃんを見てほしいときに、ほかに手があるという状態をつくれる場が欲しい。

　あと、産後ケアが浸透していないのは、お産を扱っている病院が、紹介先として産後ケアハウスをまだ認識していないといこともあるかもしれません。うちはクリニックなので分娩はやってないけれど、大きい病院に紹介した後、お産が終わりましたという報告だけはきます。きちんと逆紹介するシステムを作って、産後も切れ目なく診てくれるクリニックはここだよということをお知らせする。本人が検索するのではなく、分娩したところがちゃんと知らせるようにする。

　ファミリーサポートですが、使いづらいのですけれど、オンライン化してくれれば非常に使いやすいシステムになると思います。小学校のシステムは全然オンライン化しておらず手作業ですけれど、オンライン化すればいいのにというところがたくさんあります。

　先日Facebookで林謙治先生とのやりとりの中でも出てきたんですが、お風呂での事故を防ぐにはどうするか。2人の子どもを1人

必要なサポート

- ▶ 日常的な母親のメンタルケア(絵本や童謡の活用)
- ▶ 夫の教育係の派遣
- ▶ 産後シェアハウス
- ▶ 産後のかかりつけ医またはかかりつけ助産院（逆紹介）
- ▶ ファミサポのオンライン化
- ▶ 見守り用AIの配布

で見ていると、目を離すなというのは無理です。ワンオペの限界を感じるのがお風呂のときや、揚げ物をしているときにもう1人の子どもがトイレに行きたいと言ったときなどのほんの2〜3分なんですね。ほんの2〜3分のためにシッターさんを雇うわけにはいかないので、帰ってこない夫を当てにするのではなく、AIでちゃんと見守ってくれるものを配付してもらえばいいなと思っています。

駆け足でしたが、まとめますと、母親の幸せというのが子どもの将来の健康をつくる。もっと言えば、日本の将来的な疾病の予防につながる。あと一番大事なのが、お母さん自身の見えないジェンダーバイアスに気づいて、自分らしいものを取り戻していきましょう。

まとめ

▶ 母親が幸せに妊娠＆出産＆子育てをすることは子供の将来の健康の基盤を作ることになる。

▶ 見えないジェンダーバイアスに気付き「自分がとらわれていた○○すべき」に母親自身が気づくことが第一歩。

▶ 「いかに母親が頑張れるか」ではなく「いかに母親を楽にできるか」とい視点でシステムを作ることが必要。

あとは、お母さんをサポートして頑張らせるのではなくて、いかにお母さんを楽にしてあげられるかという視点でのシステム作りが必要と考えます。ご清聴ありがとうございました。

中嶋：続きまして、アカデミアサポートの中野泉様に、ワーキングウーマンとしての育児体験をお話しいただきます。

ワーキングウーマンとしての育児体験

中野 泉（(一社) アカデミアサポート代表)

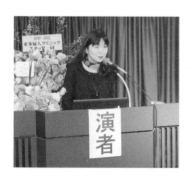

中野：このような機会を与えていただきましたことを深く感謝申し上げます。
　私は、仕事を持ちながらの育児をした母親の1人として、体験を語らせていただきたいと思います。

国際線の客室乗務員（CA）として働く

　私は国際線の客室乗務員として7年間勤務しまして、5年目で結婚して、その後、第1子の妊娠をきっかけに航空会社を退社しました。第1子、第2子と女児を授かりまして、第2子が3歳の時に現在の仕事に転職いたしました。
　航空会社の7年間の勤務のことを振り返りますと、華やかな世界のようにおっしゃっていただくこともあるのですが、実際は乗り物の中で食事を配るという、かなりハードな仕事でもあります。また、時差の中の体調管理など、結構大変な面もありました。入社5年後に結婚しましたが、その頃は「寿（こと

ぶき)退社」という言葉がありまして、大体の方が結婚するとお辞めになる状況でした。幸い私の場合は周囲の理解がありましたので、結婚してからも2年間、引き続き乗務させていただくことができました。ただ、昼夜を問わず数日にわたって家を不在にするという不規則な仕事でしたので、周囲の協力がかなり必要な状態でした。第1子の妊娠をきっかけに、7年間勤めた航空会社を退職しました。職業柄、妊娠しますと乗務はその場で停止になり、子育てをしながら仕事を続けるのは困難と考えて辞める方がほとんどでした。私もその1人でして、その時に退職することを決めました。

かつて、キャビンアテンダント(CA)の定年は30歳でしたが、先輩方の努力で定年が徐々に伸びていったと聞きました。私が入社したときには、すでにCAの定年は60歳でした。今は60歳でも乗務している方もいらっしゃいます。

マタニティライフと子育て

私のマタニティライフを振り返りますと、大体健康に過ごせまして、特に1人目の妊娠のときは比較的時間に自由があり、マタニティスイミングなどに通ったりと体調管理にも心掛けました。2人目のときは、その時第1子が2歳児でしたので、育児で走り回っているうちにいつの間にか終わってしまったような感じでした。

幸い、2人ともすごく丈夫な子どもで、それが私のその後の社会復帰にすごく支えになってくれたことを、とても感謝しています。

子どもたちがごく小さい頃は、社会との関係が希薄になりがちな環境でしたので、孤独にならないように、私自身と子どもたちも極力お友達をつくって地域

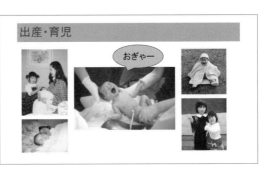

出産・育児

おぎゃー

の方とかかわろうと思い、地域のお母さん方がつくった就園前の子どものお遊び会などに積極的に参加しました。私の住まいの地域では、「すくすくクラブ」とか「なかよしクラブ」とかお母さんがつくったグループがありまして、公園などで思いっきりいろいろな活動をしたり、手作りのゲームで楽しく遊んだり、お芋掘りに行ったりと、これらは今では楽しい思い出になっています。

子どもを持ちながら働く

　第2子が3歳になったときに今の職業に就きまして、3歳児でしたが待機児ということはなく、幸い公立の保育園に入所させていただくことができました。第1子のときは家にいましたので送り迎えの早い幼稚園に通わせることができましたが、第2子のときはそういうことができません。幼稚園の場合は、その当時は保育時間が非常に限られていまして、子どもが通っていた幼稚園のお迎え時間は2時半で、特に延長保育制度

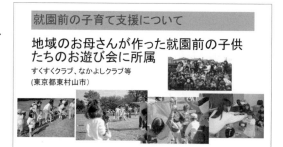

就園前の子育て支援について
地域のお母さんが作った就園前の子供たちのお遊び会に所属
すくすくクラブ、なかよしクラブ等
(東京都東村山市)

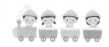

幼稚園と保育園
第2子が3歳になった時に現在の仕事に転職。
第1子は幼稚園へ
第2子は保育園へ
その理由？

はありませんでした。2時半に子どもをお迎えに行くとなるとフルタイムで働けませんでしたので、下の子どもは保育園に通いました。
　保育園は延長保育もあり夜7時ごろまで見ていただけましたし、土曜日も申請すると保育が可能でしたので、かなり柔軟な対応をしていただくことができ

シンポジウム2「生活の視点からみた妊娠・出産・育児のニーズにどう応えるか」

て非常に助かりました。

　幼稚園と保育園の印象としては、幼稚園の先生は子どもたちを良い子に育てようという考えをお持ちのような感じがして、保育園の先生は子どもそのものを全部受け入れるような、そのような雰囲気の違いを感じました。幼稚園にもいろいろな園があると思いますし、私がたまたまそう感じただけかもしれません。最近は幼稚園と保育園を統合したような施設ができていると聞きますので、保育時間が長くて、かつ少し幼稚園でやっているような取組みもなさるところが増えてくると、お母さん方も通わせやすくなってくるのかなと思っています。

　小学校に上がってからは、学童保育に助けていただきました。放課後の数時間を小学校の中にある学童保育で過ごしてもらう。私自身も子どものときに学童保育の経験があり、とても楽しかった思い出があります。

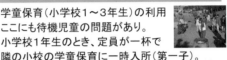

学童保育

学童保育（小学校1〜3年生）の利用
ここにも待機児童の問題があり。
小学校1年生のとき、定員が一杯で
隣の小校の学童保育に一時入所（第一子）。

子どもが通っていたのは家からすぐ前の小学校だったというのもあり、そこでキャンプやお餅つきなど楽しい行事があり、親同士もそこで親しくなり、地域の連携という面からも、親も子どもも楽しめて、本当に良かったと思っています。実は、待機児童というのを経験しまして、第1子は通学している小学校の学童保育に入りたかったのですが、もう満員なので隣の小学校の学童保育に通ってくださいと言われました。子どもの足で10分ぐらいですが、小学校1年生の子どもに放課後に別の小学校の学童保育に通わせるのは、親としてはかわいそうなことをしたかなと思っています。それも幸い数か月のことで、娘が通う小学校の学童保育が空きましたので、そこに入れていただきました。

　小学校4年生になりますと大体の子は1人でお留守番ができるのかもしれないですが、第1子はまだお留守番に抵抗があったようで、相変わらず目の前にある小学校の学童保育に足を運んでいたようです。そういった子どももいるということを、皆様お知りおきいただければと思います。幸い、そこの学童保育の先生がすごく優しく迎え入れてくれましたので、それについては非常にありがたく思いました。

職場での現状ですが、子どもを持ちながら働くお母さんは（職種にもよりますが）まだどちらかというと困難が多いということが続いていると思います。例えば、子どもが発熱して欠勤したりすることについては、

> **小学4年生〜**
> 4年生から学童保育が無くなることの不安。
> 4年生になっても学童保育に通いたい子供もいる。
> ↓
> 小学校高学年以降の子供を「社会として育てる仕組み（認識）」があってほしい。

職場に迷惑をかけてしまうという実情もありますので、理解を得るのが難しいなというのは少し感じました。定時に切り上げることができない状況だったりするときに少し悩むことがありましたが、幸い私の場合は、近くに両親も住んでおり、家族の協力もありましたので、ほぼ仕事に穴を開けずにすみました。それは周囲の協力のおかげと非常に感謝しています。

私の育児と仕事の両立を支えたものとして一番大きなことは、子どもたちが健康でいてくれたことです。ほとんど呼び出されることがなく過ごせましたので、それが本当にありがたかったです。あとは夫の協

> **職場での状況**
> 子供の発熱時等のために早退・欠勤することへの理解を得にくい？
> 子育て中の女性は、職場にとってお荷物的な存在になりやすい？
> 定時に仕事を切り上げると、職務上の責任を全うしにくい？

力、親の協力、そして時にはベビーシッターさんも、保育園の後にまだ帰れないときは時々お願いしたこともありました。

仕事を持つ母親として

私の育児を通して気づいたことは――今はだいぶ変わってきているのだと思いますが――いろいろな面で社会の支えというか、理解が必要だということです。

シンポジウム2「生活の視点からみた妊娠・出産・育児のニーズにどう応えるか」

仕事を持つ母親の子育てとしては、仕事か育児かで二者択一を迫られる状況の人がまだまだ多くいると思いますので、次世代のためにも、安心して出産・育児ができる環境の整備を進めていただければと感じています。

> **現状とこれから**
>
> 仕事を持つ母親の子育ての現状
> 仕事や育児か、二者択一を迫られる状況
> ↓
> 次世代のためにも、安心して出産・育児ができる環境の整備が望ましい
>
> と自分の体験から感じた

　現在2人の娘は無事成人しまして、振り返ると育児はあっという間だなと思います。

　今現在の仕事の内容については、こちらのような学術集会運営などに携わらせていただき、やりがいを感じながら働かせていただいていることを非常に嬉しく思っています。

　一つの思い出としては、以前ICM（国際助産師連盟）という学会に助産師様をご案内してイギリスに行ったことがあり、この分野の先生方が、すごく熱心に勉強なさっていることに感激しました。そのときは、イギリスのキャサリン妃が出産なさったロンドンのセント・メアリーズ・ホスピタルなどを訪問して、すごく充実した時間を過ごさせていただきました。そのような機会でお役に立てることがまた今後ありましたら、是非またご一緒させていただければ幸いです。ご清聴ありがとうございました。

中嶋：中野さん、どうもありがとうございました。

渡辺:次は、山形照恵先生です。山形先生は、助産師として長く臨床現場で働いた後に、ご自身の出産や育児、子育ての体験をきっかけにバースセラピストとして活動されています。今は、NPO法人の理事をお務めになりながら、広く子育て支援等の活動もされています。

地域子育て支援から見た妊娠出産育児のニーズ

山形 照恵(NPO法人 子育て学協会理事)

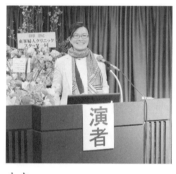

山形:この場に立たせていただいていることに本当に感謝いたします。

今日は3月11日で東日本大震災の日です。たくさんの命が亡くなったこの日に、これからの未来を支える子育てを語る。日本を本当に大切にするためには未来を育てることが必要で、それは命を育てることで、それはお母さんたちを支えることだと思います。

今日は岩手からも助産師が来てくださっていたり、地震で大変な被害があった熊本からも助産師が来てくださっていたり、本当に各地から来てくださっています。助産師さん、ぜひ手を挙げて! 産前・産後ケアには助産師が必要です。一緒に頑張りましょう。

産後辛かったから
本を書いた

　私がバースセラピストという肩書を付けたのは、産後、本当につらかったからです。その辛かった経験から得たものをお母さんたちにフィードバックできたらなと思っています。

　孤独な子育てを自分自身が11年してきました。今は13歳と11歳になる娘を育てています。帝王切開で出産しました。自分が勤務をしていた病院で親友のところで出産しました。そのときの辛さを誰にも言えないんですよね。やっぱり経膣分娩でしたかったよねとか言えない。私は「専門職の呪い」という言葉をよく使うんですが、余計な知識は時に邪魔をする。子どもを愛でる心をシャットアウトしちゃうんです。帝王切開の後だったのですが、産後1日目の朝には「バルーンを抜いてください」と言って母乳をあげましたが、母乳は出ません。出し方を知っているのに全然出ません。もう必死必死の子育てでした。

　妊娠中、アロマセラピー補完代替医療を学ぶために都内の統合医療のクリニックに勤めていました。8時から夜の8時まで働いていました。妊娠の知識は十分ありますし、妊娠、出産なんて当たり前のことじゃないですか、健康な体なんですから。でも、そのときに心から安心して話した人って夫と職場の人だけ。そこにすごく大きな課題があることを、後から知ることになりました。

　私が今、ハッピーで楽しくて生き生きとしていられるのは、自分が子育て支援者として関わっているのに、私自身がお母さんたちから支援してもらっているような、そんな愛をいっぱいもらって活動をしているからでもあるんです。

　孤独の中で何をしたかというと、私は文章を書くの

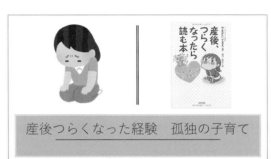

産後つらくなった経験　孤独の子育て

が好きなのでブログで発信しました。ご縁があって、ブログを書いてた私が本を出すことができました。2014年に『産後、つらくなったら読む本』というのを書かせていただきました。平仮名で「やまがたてるえ」と検索してください。本には、自分自身でする産後ケアや、家族に理解してもらう方法なども書かせていただいています。

松戸市の子育て支援「親子すこやかセンター」

シンポジウム1で岡本先生がおっしゃったように、お母さんたちが「赤ちゃんとどう過ごしていいか分からない」と言うんです。命を育てることを誰も教えてくれない。

現在私は、利用者支援事業を松戸市でさせていただいています。私も書かせていただいたことがあるのですが、「日経DUAL」というwebメディアで、子育てしやすい・共働きしやすい街、地域版（共働き子育てしやすい街ランキング2017全国編（東京を除く））のなかで松戸市は第1位に選ばれる栄誉に輝きました。本当にありがたいなと思いながら、決して第1位に慢心してはいけないと思っ

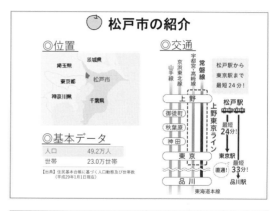

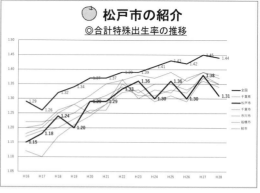

ています。

　ありがたいことに、松戸市の市長は「子育て支援は未来への投資だ」「女性と子どもさんが一番大変だから、そこに支援したい」と言ってくださっています。松戸は東京からもアクセスがいいですし、人口が49万人になっています。0歳から4歳のお子さんは大体2万人ほど。松戸の合計特殊出生率は全国よりちょっと低い。

　松戸市がやっている妊娠・出産から子育て期までの切れ目のない支援を担う子育て支援包括支援センターを「親子すこやかセン

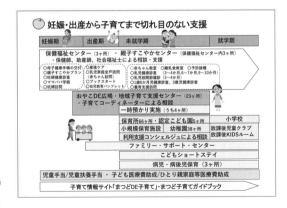

ター」と呼んでいます。市の規模が大きいので、3か所に分けてつくっています。保健師、助産師、社会福祉士、ソーシャルワーカーが3拠点ともに常勤の者が勤務していますが、これは日本全国で松戸市だけです。

おやこDE広場・子育て支援センター

　その支援の1つ「おやこDE広場・子育て支援センター」、私が11年間やっているのがここなのです。子育て広場と言えば、皆さん分かるでしょうか。0歳から3歳までのお子さんとお母様、お父様が自由に遊びに来られる屋根のあ

る公園のような、本当に安心・安全な場所になっています。それが市内23か所にあります。

次に登壇する渡邊大地君を呼んで父親学級をしてもらったり、母子が楽しめるようなたくさんのイベントをしています。利用者数は年々増加していて、平成

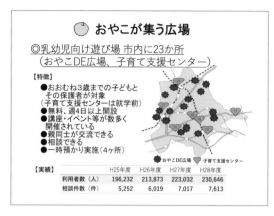

28年で23万人です。人口が49万人、0歳から4歳までのお子さんが2万人の中での利用者数ですから、たくさんのお母さんがリピートして来てくださっています。相談件数に関しては7,613件となっています。1日の利用数が50～100組の親子が足を運ぶとお伝えしたらイメージしやすいと思います。その一部を、私を含め、助産師会メンバーでやっています。

例えば、子どもに手を上げて、止めたいと思っても、自分から児童相談所に電話をして相談できないですよね。自分から「困ってる」と相談してブラックリストに載っちゃって、ピンポンピンポンと保健師さんが来たらどうしようとか、夫や義理のお母さんにどう思われるんだろうかとか、すごくプレッシャーがあります。

日々のちょっと困ったことを相談する場

「ほっとるーむ東松戸」というのがあります。ここの施設は1階がスーパーで複合施設になっていて、立体駐車場があって、スーパーの買い物のついでに、3階にある「ほっとるーむ おやこDE広場」でちょっと遊んでホッとしていこう、あ、助産師さんがいた！そろそろおっぱいをやめたいんだけど相談してみよう。おっぱいをやめたい、卒乳の相談がとても多いんですね。産後はおっ

ぱいの始め方は教えても、卒乳の仕方はお伝えしないんですよね。

そんな感じで、日々のちょっと困ったことを気楽に相談できたり。あと、母子の様子がよく分かります。お母さんだけが来て「子どもの夜泣きがひどくって」と言われたら、そのお子さんの体格、体型、色、肌、授乳のことだったら口の形とかも見たいじゃないですか。この場にいると母子ともに一緒に見られるというメリットがあります。

例えば、あ、この赤ちゃん、明らかに発達がゆっくりだというときがありますよね。「まだ、はいはいしてないですね」なんてことは絶対に言いませんが、遠回りに少しずつ「いかがですか」みたいな感じで日常生活の話をしながら、「実は」とお母さんたちから口を切る、そういうケアをしながら話をしています。

助産師は週1回ですけれども、松戸は子育てコーディネーターを養成しています。コーディネーターが各地区の広場に何人かいますので、日常の困ったことをコーディネーターが受け取って、それを保健センターや各部門に振り分けることもしています。こういう関わりが松戸市を子育てしやすい街と見てくれたのかなと思ったりします。

両親学級

「おやこDE広場」をぜひ妊婦さんにも知っていただきたいということで、松戸市は両親学級を3回に分けてやっています。1

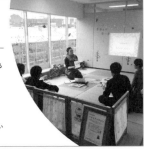

回・2回は保健センター等でやりますが、3回目はおやこDE広場でやることで、地区内の同じ境遇の方と話をしたり、広場にいる支援者と直接つながる。あ、ここに来て、子どもの様子を見てもらっていいんだ、妊娠中も来ていいんだ、何か困ったらここに来ていいんだということを、母親学級・両親学級をすることで皆さんに広く知っていただくチャンスをつくっています。

マタニティサロン

3回目の両親学級のあとに、「NPO法人子育てひろば ほわほわ」からのご提案とご協力でアフタークラスとして独自のマタニティサロンというものを開催させていただいています。子育てはその先もっと続く

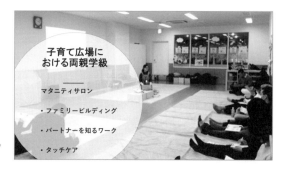

ことを、「ファミリービルディング（家族の成長発達）」「パートナーを知るワーク」「タッチケア」という3本柱でお話させていただいています。

妊婦さんは壁に寄りかかってもらって、ゆったりしながらお話をさせていただいています。家族を創る、ファミリービルディング、家族の発達というのがあるんだよ。家族って創り上げていくものなんだよと。これは子育て学協会の資料を使って皆さんに説明させていただいています。家族は進化するもの、成長するものなんですね。そこがうまくいかなくて、夫婦の危機、家族の危機が訪れるのだと思います。

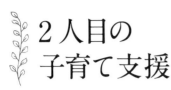
2人目の子育て支援

　さて、私が今回、特に声にしたいことが「2人目の産後」についてです。産後ケアサービスに関して、現状松戸市もそうですし、多くの施設が「兄弟姉妹」のあるケースについてサポートがあまり行われていのではないでしょうか？また両親学級あるいは母親学級も「初産婦限定」になっていないでしょうか？自治体によっては両親学級が定員で受けられないなんていう声も聞きました。残念すぎます。学びたい意欲があるのに学べない。2人目については「経験があるから大丈夫でしょ」という前提です。私たちは1人ひとり家庭を持っています。ミクロの世界を知らずにマクロをやっても机上の支援者の自己満足にしかなりません。自己満足の支援ではなく私たち支援者は心を寄り添わせ、声を聴くことが必要なのです。

　私が産後ケアに関わったケースで第2子を出産後に2か月ごろ、産後の疲れや転居、復職への不安がかさなり、離婚やもう死ぬことで楽になれるならそれでもいいというくらい落ち込んでおられました。転居したばかりの素晴らしい新築のお家で、外からみたら幸せを絵にかいたようなケースです。でも実際は生きることに希望を持てないくらい疲弊してしまっているお母さんたちが、今日も背中を丸くして下をむいて授乳や育児をしているのです。今は、下のお子さんもまもなく5歳になりワーキングマザーとして日々を頑張っていらっしゃいます。

　第2子が生まれたことで、第1子を愛せず戸惑い、遠方からSOSを送ってくださったお母さまもいます。現在は3人目のお子さまを生み育てながら日々の生活を楽しんでいらっしゃいます。

　2人目、3人目もといっても、お母さんにとっては始めての経験なんです。そのときに支援者が、しっかりと母子と家族を支えていくことが必要になります。その支援者は専門的な知識を詰め込んだ方でなくてもいいと思っています。それ以上に人間性が重要です。心から笑顔で、温かくお母さんたちに触れたと

きに初めて心の扉が開き、受け入れてくれるのです。

訪問型産後ケアがスタート

産後ケアについては、松戸市は2016年1月より助成を始めて宿泊型をスタートしています。うれしいことにその後、千葉県助産師会が委託を受ける形で訪問型の支援をスタートしています。赤ちゃんのケアでは

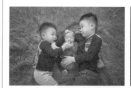
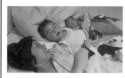

産後ケアを文化に

なくて、お母さんの産後ケアが必要ということで1軒1軒訪問をしています。日帰り型も始まりましたが、実数はまだそんなにありません。

松戸市は訪問型の産後ケアがスタートすることで、お母さんたちは第2子がいても支援を利用しやすくなりましたが、産後に自分のためにコストをかけることが、まだまだできないのが現状です。だからこそ、本学会の「産後ケアを文化」にというミッションはとても大きなものと感じています。

これからも、いろんな形で発信、実践していけたらなと思います。ありがとうございます。

渡辺：山形先生、ありがとうございました。

渡辺：最後にお話をいただくのは渡邊大地先生です。渡邊先生は北海道のご出身。2つの会社を設立されています。現在リハビリ中？ということにもかかわらず、父親の立場からのお話が聞けるとうかがっております。

父親の育児参加を どう促進するか

渡邊 大地（(株)アイナロハ代表）

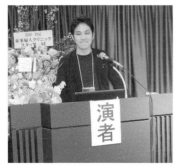

渡邊：3人の先生方は女性の立場からお話をされましたが、父親の育児参加というテーマをいただきましたので、父親の立場から、少し話をさせていただきます。ご紹介いただいた通り、北海道札幌市の出身で、妻が埼玉県の所沢市の出身なものですから、子どもが産まれてから妻の実家のすぐ近くの埼玉県所沢市に引っ越してきました。子どもが3人、長男、長女、1歳半の次女がいます。

今、会社を2つ、所沢に1つと横浜に1つ持っています。もう1つ肩書としては、札幌市立大学の看護学部で助産学課程という助産師の国家試験を受けるクラスがあるのですけども、非常勤を3年間やらせてもらっていて、時々札幌に行って授業をしています。

僕は男なので、助産師の資格は持っていません。あと、意外に思われるかもしれませんが、僕、こう見えて赤ちゃんを産んだことがなくて（笑）。そうなんです、出産経験もなく助産師の資格もないのに、何で助産課程の非常勤をしているのかとよく聞かれるので、ちょっとその話をしようと思います。会社の事業内容と全く同じことを授業で教えているので、会社の紹介がてら、授業でどんなことをやっているのかという話をします。

授業は2つ持っていまして、1つが乳幼児支援論。これは乳幼児に対して助

産師はどういう対応をするのかという授業です。当社でやっている事業の1つが産前・産後の家事代行です。シンポジウム1ので施設型の産後ケアをされている先生方が登壇されましたが、一般に訪問型とかアウトリーチ型と言われる、お客さんの家に直接スタッフが行って家事をするというのが、当社のやっている家事代行の仕事になります。

シンポジウム1で杉本先生が、究極の手弁当だとおっしゃっていましたけども、本当にこれだけで経営を成り立たせるのは難しいというのを実感しています。うちは所沢と横浜に会社が

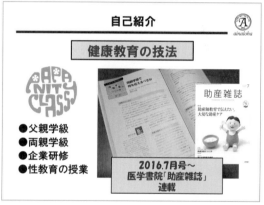

2つですが、何でわざわざ分けてあるのか。もともとは所沢の会社で埼玉、東京、千葉のお客さんに対して家事代行を提供していたのですが、神奈川のほうから時々産後サポートに来てくれませんかという問合せがあっても、神奈川だとちょっと遠いよねと、ある時期まで断っていたんです。

ありがたいことに、あるとき、神奈川で一番大きな警備会社KSPさんからCSR（Corporate Social Responsibility）の一環として神奈川で産後ケアを広めたいという申し出がありました。それで、神奈川県での産後サポートを始めました。2社合わせても経営は厳しいけれど、何とか6年間、産後の家事代行を続けてきているという状況です。

そんな事業を通して得た経験から、産後の家庭内でどんなことが起こっていて、どんな課題があるのかを生徒たちに教えています。助産師の国試を受ける

生徒は結婚していない生徒がほとんどなので、妊娠出産とか子育て経験もなく、そういう生徒たちに、出産後に家に帰ってからの出来事を教えています。

　もう1つの授業は健康教育の技法です。要は父親学級とか両親学級を産院の中で、どうやって妊娠中のご夫婦に向けてやっていくのかという授業です。僕が普段、主に仕事としているのはこちらの方で、北海道から沖縄まで呼んでいただいて、年間100回ぐらい妊娠中のご夫婦向けの両親学級とか父親学級をやらせてもらっています。

お父さんのうつが結構多い

　先ほど清水先生から、父親学級に来る人はいい、問題は来てくれないお父さんだというお話がありました。確かにそのご指摘はおっしゃる通りで、現場の、特に行政の方々はそういう課題を持っています。来てくれない人をどうやって引き込むか、それは確かに1つ課題なんですね。

　ただ、僕のところは産後の家事代行もやっているので分かるのですが、実は課題はそれだけではありません。産後の家事代行で年間何軒ものお客さんの家に入っていくと、結構な頻度でお父さんがうつになっているケースがあります。

　子育てに対する悩みだったり、夫婦関係であったり、いろいろな事情があって、うつになっているお父さんがいます。そういうお父さんはほぼ十中八九、両親学級とか父親学級には出ているんです。妊婦健診にもかなり同伴していますし、母親学級にも出たという人もいます。やる気のあるお父さんほど出産後に自分を追い詰めて、もしくは妻から追い詰められるような形になって健康を害してしまうというケースがある。ですから、父親学級に来てくれるお父さんは全く問題なくて、来てくれないお父さんが問題なのかというと、それだけじゃないなと思っています。せっかく来てくれたお父さん、もしくはご夫婦に対して、どこまでのことができるかというのは、僕の課題でもあるんですね。

イクメンって？

　こういう仕事をしているので、よく取材を受けますけれど、あるときに雑誌の取材で「渡邊さん、イクメンは増えているんでしょうかね」と聞かれました。これってちょっと難しいんですよ。「イクメン」という言葉の定義が決まっていないので、イクメンが増加しているのかだけ聞かれても、ちょっと分からない。何をもってイクメンと呼ぶのかをちゃんと言ってもらえれば調べがつくかもしれないので、「あなたはイクメンってどういう人のことだと思いますか。それによっては答えを探すことができるかもしれない」と聞き返した。そうしたら、その記者が「いわゆるイクメンのことです」と答えたんです（笑）。
　これなかなかしびれる回答なので、「まあ、そうですよね。それは具体的にどういう人のことですか」ともう1回聞いたら、その記者から「どういう人だと思いますか」と逆に聞き返されました。結局、イクメンの定義がないと答えられないという話になったんですけど。
　このイクメンというのは、2010年の新語・流行語大賞にノミネートされました。入賞はしませんでしたがノミネートされたことで有名になりました。そこから、男性が育児をするって素晴らしいじゃないか、"イクメン"と呼ぼうじゃないかという風潮が出てきて、イクメンという言葉が一気に浸透しました。自分をイクメンと呼ぶような人たちや、自分で「イクメンブログ」を書いたりする人たちまで出てきた。
　そうなると今度は、雑誌などでは「イクメンの弊害」とか言われたりして、イクメンという言葉に拒否感を感じる人たちが結構増えてきてた。清水先生のお話にもあったように、女性が朝食を作っても別に何も言われないのに、男性が朝食を作ったらいい旦那さんですね、それはおかしいじゃないか、そんなの一緒にやりゃあいいじゃんという話にもなったりしました。
　そのころ取材で、「渡邊さん、イクメンじゃなくて、何ていう名前を付けたらいいんですかね」と聞かれて、名前を付けるからそんな問題が出てきちゃう

シンポジウム2「生活の視点からみた妊娠・出産・育児のニーズにどう応えるか」

ので、別に名前を付けなきゃいいんですよ、僕は「スターティングメンバーで、スタメンでいいんじゃないですか」と言ったら、「それじゃ駄目です。新しい言葉じゃなきゃ駄目です」と言われました。その時期に「イクメンもどきを見極める10カ条」とか、そういう記事を依頼されたこともありました（笑）。

まずイクメンがあって、それに反発して「偽イクメン」だ、「イクメンもどき」だという話になった。それにも反発が起こって、「いや、実際、俺は家事や育児を一生懸命やってるんだから、ほんとうにイクメンと呼んでいいんだ」という男性たちがまた現れ「真正イクメン」を自称する人たちが出てきた。さらには、育児や家事をやるのは当然だろうという人たちも出てきて、その一派は「家事メン」とか「家事ダン」とか言っています。「ダン」は「男性」や「旦那」の「ダン」です。中には、いや、育児とか家事とか言ってるから駄目なんだ、日本男児は働いて仕事して、お金稼いでナンボでしょと、自称「ATM」という人たちが出てきたり（笑）、いろいろなイクメンが勃興してきています。

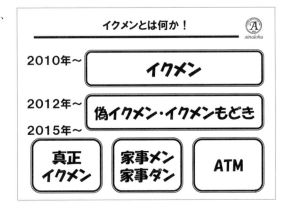

埼玉県が
イクメンNo.1!?

じゃあ、どんな人がイクメンなのかというのは、埼玉県が1つの答えを出しました。2012年に、イクメンの定義をついに埼玉県が発表したんです。

朝日新聞ですけれど、総務省の調査を掲載しています。「埼玉男子、頑張り過ぎ？　仕事・通勤日本最長　総務省調査　育児にも積極的」という記事です。子育てをしている男性が、平日、仕事をどのくらいしているか総務省が定期的な調査をし、全国47都道府県で集計してランキングをつけています。この調

査には通勤時間が含まれています。埼玉県は都内に通う人が多く通勤時間が長いので、毎回トップ争いをしていて、2012年の調査で1位になりましたよという記事です。

この調査では、お父さん方に、平日、育児をどのくらいしているかをも聞いていて47都道府県で集計したら、ありがたいことに埼玉県が大分県と並んでこれも1位になったんです。埼玉県の男性が日本で一番仕事をしていて、しかも日本で一番育児をしているということが2012年に明らかになった。

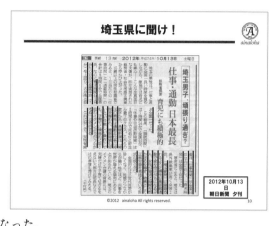

日本で一番育児をしているわけですからどのぐらいやっているのかというと、育児時間が1日当たり10分（笑）。すごくないですか。だって、「全国平均が7分」ですよ。全国平均の1.5倍やってる。

これをもとに、埼玉県の統計課の担当者が言いました。「埼玉の男性は通勤と仕事に時間を奪われて睡眠時間も短いという厳しい条件下にもかかわらず、子育てに積極的に取り組むイクメンぶりがうかがえる、と分析する」とね。育児10分でイクメンが認定されました。奇跡的な瞬間でしたね（笑）。

でも、この記事を書いた記者は分かっているんです。大事なのはそこじゃないよと。女性にも同じアンケート調査を行っています。そうしたら、埼玉県の女性は仕事時間が44位、ほぼビリに近い。だけど育児時間が全国2位でした。埼玉県の女性は仕事はしてないけど、育児はトップクラス。どうしてかというと、埼玉県民は都内に通勤する人が多いので埼玉都民と言われます。その言葉に象徴されるように男性が長距離通勤で家を空けがちな分、女性は家事や育児をやらざるを得ない。埼玉県のお父さんが日本で一番仕事時間が長いということは、朝が早くて夜遅く、通勤時間も長いため、保育園への送り迎えができない。結果、保育園に通わせるのはお母さんになってしまう。

お母さんだって正規の時間で働きたいけれど、そうすると保育園の送り迎え

シンポジウム2「生活の視点からみた妊娠・出産・育児のニーズにどう応えるか」

ができない。お父さんとお母さんのどっちが仕事を諦めるか。結局、お母さんが仕事をあきらめ、結果、埼玉県の女性の仕事時間が少なく、育児時間が多くなったと考えられませんか。

最大の作業は翻訳作業

僕はイクメンという言葉はあまり好きじゃないので、講座の中ではあまり使いません。夫は自動的には父親になれないので、何をすることによって父親になるのでしょうか、という話をシェアしています。

僕ら、講座をやるような側の支援者は、お父さんに伝えたいことが当然あります。妻も夫に伝えてほしいということがあります。夫は夫で、自分がもし父親学級に出るのであれば、こういうことを知りたいということがあります。それぞれ求めることが違うんです。例えば、「イクメンになりましょう」と言ったところで、みんな定義が違うので、結論が出ない。

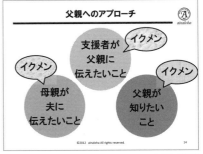

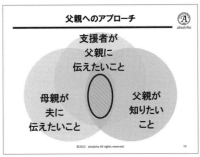

ですから、父親学級なり両親学級で僕のようなファシリテートする側がやらなければいけない最大の作業は翻訳作業だと思っています。仮に「イクメンを増やそう」というテーマだとしたら、イクメンというのは一体どういうものを指すのかを、お父さんとお母さんと、それから話をする側の僕らと意思疎通を図ってからじゃないと、その次に進めないなと思ってる。

現場でよくお父さんとお母さんと支援者で意味合いが異なっている言葉に

「コミュニケーション」「分担」「お世話する」「感謝」などがあって、これに「サンドバッグ」という言葉を追加しないと先ほど思ったんですけど(笑)。僕たちは、そのような言葉を誰もが理解できるような言葉に翻訳していかないといけないと思っています。

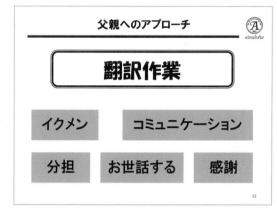

　僕の会社は、産後を豊かに過ごすことにより、もう1人産んで育てられるという自信をつけてもらって、もう1人産みたい、育てたいという人たちを応援していきたいと思っています。
　ご清聴ありがとうございました。

渡辺:渡邊先生、ありがとうございました。父親にフォーカスした非常に示唆深いお話でした。4人の先生方、それぞれのお立場から、今の日本のシステムがいかにニーズに届いていないかというお話をいただきました。

渡辺:では質疑応答に移ります。何かご質問等はございますでしょうか。林(謙治)先生、お願いいたします。
林:山形先生におうかがいします。私も30代の前半に、松戸市立病院の産婦人科の医師として働いていました。当時から市役所は非常に熱心で、市役所だけで保健師を50人抱えていたんです。そのころから、母子保健が非常に盛んだったところです。
　私は市役所に頼まれて、名前は「おしどり学級」と言って、まだ出産してない新婚の旦那さんと奥さんに来てもらって、いろいろ講義をしました。その後、私は国のほうに移ってしまって全然様子は分かっていないのですが、「おしどり学級」はどうなりましたか。
山形:おしどり学級は、残念ながら今はなくなってしまいました。私自身は、

妊娠したときに、自治体は何をやってるんだろうと思って行きましたが、あまり楽しくはなかった（笑）。その中で1つだけいいことがありました。「どんな親になりたいですか」と聞いてくださったんですね。ああ、すごい大事な質問だと思いました。

10年前はそんな定形型の両親学級をしていましたが、今は3回に分け、地域も巻き込んでやっています。市役所、こども課、保健センター、地域の23か所の子育て広場で、23万人のお母さんにアクセスしている支援者が一丸となって頑張っています。

渡辺：他にどうですか。どうぞ。

参加者：東京都中央区のクリニックで助産師をさせていただいています。とてもためになるお話を聞かせていただけて、これから活かしていきたいと思いました。

両親学級や父親学級などで講師が得られる報酬がもっと上がらないといけないと思いながらも、親になる人はその教育に対してどのくらい支払えるのか。また、子育てしやすい環境のためには、企業に勤めている女性が学ぶ場合は休暇にするといったことも必要じゃないかと感じました。

そこで、両親学級や父親学級を受けるための費用をどのように考えたらいいのかということと、休暇についての取組みがどこかの企業でなされているようでしたら教えていただきたいと思います。

渡邊：いいですか。

中嶋：はい、お願いします。

渡邊：ご質問ありがとうございます。両親学級や父親学級はやるべきとは思うのですが、どこの産院さんも手をつけるのが難しい。僕がレギュラーで毎月やらせてもらっている産婦人科に内閣府と厚生労働省の方が2か月ぐらい連続で見学に来られたことがあって、ついに診療報酬で両親学級が認められるかと期待しましたが、それからもう4年ぐらいたっちゃいました。僕の頑張りが足りず、申し訳ないなと思うんですけど（笑）。

出勤扱いで、妊娠中のご夫婦だとか、子どもをもちたいと思っている男性・女性社員向けに、企業研修のような形でやっている企業が幾つかあります。あとは労働組合が結構頑張っているところもあります。

山形：両親学級ではないのですが、私がやっているNPO法人子育て学協会が

提供している「子育て学」という6回講座を、外資系の企業ですが、企業が資金を出して講師を呼んで、ランチをいただきながら講義を受けるというのがありました。そのような形で子育てのことを有料で学ぶかたちも、少しずつ広がってきてはいるのかなと思います。

　子育て学協会では、チャイルド・ファミリーコンサルタントという子育ての専門家が、子どもが家庭で育っていく中での発達心理学をベースにした講座をやっています。それを地域で有料で開催しても、きちんと学びたいという方がいらっしゃいます。全国いろんなところから学びに来てくださっているので、有料でも学びたいというニーズも少しずつは増えていると感じますが、正直まだ難しいとは思います。

渡辺：ありがとうございました。ほかにいかがでしょう。

清水：先ほど渡邊先生からパタニティブルー、男性のうつについてお話があったのでうかがいたいのですけれども、私は女性のクリニックをやっていますので対面する患者は女性ですが、産後にもしくはもうちょっと経ってから夫がうつになって、それをどうしたらいいだろう、それをサポートする自分がうつになりそうだというご相談を割と受けたりします。今思えば、多分うちの夫も産後うつだったかなと思われます。

　女性の産後うつは、ホルモン動態的にも明らかに原因が分かりますし、先ほど言いました心理学的にぶつけどころのない怒り、理不尽な思いを抱えるという背景で考えると、その原因、それから、どこでサポートしたらいいのかは産婦人科医的には割と分かりやすいです。

　じゃあ、男性の頑張り過ぎでバーンアウト的にうつになるのを、誰がどのように予防して支えたらいいのか。それを産後の妻が支えるってすごく大変だと思うんですけれども、それを予防する手だてとしてどのようなものがあるでしょうか。

渡邊：そこは実際にすごく難しいなと思うところで、清水先生がおっしゃる通り、妻が支えるのはまず無理なんですよね。出産後の家事サポートを使うお客さんで男性がうつになっているケースが結構あるんですけど、ほとんどの場合、妻はそのことにいら立っているんですよね。自分が一番つらくて、赤ちゃんの世話もあるのに、何で夫が最初に倒れてるんだと（笑）。

　妻としても、夫がうつだと言われても認めることができなかったり、助けて

あげるのも難しい。夫も自分が心の病になったと認めるのは嫌ですし、なおかつ助けてほしいと言うのはすごく難しい。僕たちの場合は、保健センターに相談をして相談員の方に入ってもらって、児相とか心療内科につないでもらうようにしています。妻と夫の2人だけで処理していくのは難しいので、誰か気づいた段階でそれを教えてくれないと、発見がなかなか難しいですよね。

清水：そうなんですね。妻と夫だけで解決しようとしても難しいと感じています。結局、「私のほうがつらいのよ」「俺のほうがつらいんだ」となってしまう。心理的に見ると、人はやりたくないことを「やりたくない」と言わずに、やるべきだと思ってやっているとうつ状態になっていくんです。

　家事代行もそうなんですけど、夫もやりたくない、妻もやりたくない、じゃあほかの人にちゃんと任せたらいい。家事代行で障壁になるのが夫なんです。他人が家に入るのは嫌だ、妻がいるのに何で家事代行が要るんだと。だから、家族内、もしくは夫婦で解決しようとするんじゃなくて、他人の手が入っていいんだよ、AIもそうですけど、自分たち以外の手をもっと借りましょうよという文化を、どのように浸透させていったらいいのかなということを考えるんです。

渡邊：本当にその通りだなと思います。当社のお客さんでも、女性からの問合せがあって、産後のサポートを使いたくて、でも夫には絶対言わないでくださいという方がいます。ばれるとやっぱり駄目なんですよね、怒られちゃう。何でそんなことにお金を使うんだとなるから、夫のいる時間には絶対電話しないでくださいという方が月1件ぐらいあります。

　それと、産後サポートの利用者に対して行政のほうでも産後のサポートの在り方とか過ごし方をちゃんと教育していく必要があるという、僕はそれをすごく感じています。行政って補助金を出すことで満足してしまって、使い方をちゃんとレクチャーしていない。

　行政も補助金を出すところまで行ったのであれば、プラス、何のために補助金を出しているのかもきちんと説明してほしいですね。産後のサポートに行ってる最中に、平気で「犬のトリミングに行ってきていいですか」というお客さんがいたりするんですよ。なので、産後の過ごし方、サポートの利用意義を伝えることを行政のほうでも力を入れてくれるとありがたいと思います。行政の足りない分は、僕らのよう産後ケアにかかわってる人間だったり、こういう学

会で啓発していかないといけないんだろうと思いますね。
中嶋：ありがとうございました。それでは、このセッションを終わりにしたいと思います。

司会：座長の中嶋先生、渡辺先生、シンポジウムの先生方、ありがとうございました。専門家の皆さんだけでなく、私のような一般人もとてもいろいろ考えさせられるシンポジウムをたっぷり拝聴いたしました。

対談

「産前産後ケアのために」

山本　詩子（日本助産師会会長）
林　謙治（日本産前産後ケア・子育て支援学会理事長）

産後ケアの経営環境は

林：まず昨年、私が座長となってまとめた「産後ケア事業ガイドライン」について、山本先生がどういう印象を持たれたのかというところから、お話しいただきましょうか。

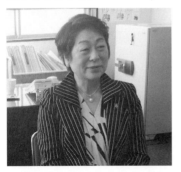

山本：国は、産後ケア事業や子育て支援事業を一生懸命進めようとしているのでしょうけれど、産後ケア施設がまず広がっていない印象があります。取り組んでいる自治体はありますが、事業を募集してもなかなか伸びてこない。国の補助金に手を上げた自治体が、それと同じ額の補助金を出さなければいけないので、どこの自治体も財政が厳しい中で、しかも国の補助がいつまで続くかわからない状態で、手を挙げて事業を継続的してやる力がどこまであるか、まずここが一番大きいと思いますね。

もう1つは、利用者補助というのが前面に出ているから利用する人にはメリットはあるけれど、運営する施設側の補助金が組み込まれていないので、施設を作っても赤字になってしまうことが見えてきたんです。世田谷の産後ケアセンター（旧武蔵野大学附属産後ケアセンター）がうまくいっているのは、施設に対して区から運営のための補助金が用意されていることが一番大きいですね。土地も建物も借りて、さらに人を雇用して産後ケア事業を運営するとなったら、とてもとても今のようにはうまくいかないでしょう。1年間、1億6千万円、の予算が組まれていますが、土地も建物も世田谷のものなので賃貸料は全く発生していないし、固定資産税も発生していない。また、日本助産師会は公益法人なので収益を上げる必要もありません。一般の病院や個人で始めるとしたら、土地建物から人の雇用から何から何まで、入所してきたお母さん方から徴収するお金で運営していかなければなりません。まずこれは不可能です。

　助産院の損益分岐点をだしたら3名というのが出てきました。つまり、同時に3人入院していいなければ運営は難しいということです。私は助産師の講習会で、産後入院は1日3万円なので1泊2日で6万円だけれど、それを高いと思いますかっていう質問をするんです。みんな、すごく高いです、ちょっとしたホテルより高いよって言うんですね。でもあなたたち助産師が一晩夜勤バイトをしたらバイト料はいくらほしいですかって聞くと、3万円から4万円ぐらいは欲しいですって言うんです。で、1人しか入院していなかったら、それってどうなりますかっていうと、あ、そうですね、日勤の人、夜勤のアルバイト、いろいろかかる費用を含めると、決して1日3万円の費用は高くはないって理解してくれる。ただし、これも小さい助産院で分娩をやっている所であったり、1人院長で、そこで住みながらやっているからこそ可能なだけです。

　多くの女性たちが当たり前のように使えるようにするためには、助産院だけのベッド数では全国絶間に合わない。ですから、産後ケアを行うクリニックや小規模の病院のような所があちこちにないとカバーしきれない。年間97万人が生まれ、その97万人が4泊5日の入院を終えると、97万人のお母さんと子どもは地域に戻っていくわけです。この97万人の何パーセントをカバーするのか、そのためには何か所の施設が必要かという明確な試算は出ていません。

　林先生は、そのあたりどのようにお考えですか。

ニーズに合わせた施設と運営

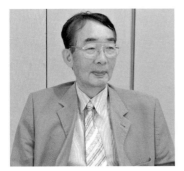

林：そうですね。2つの問題点が挙げられました。最初に取り上げられたのは不動産、それから運営費の問題。この2つを同時に満たすことがもちろん理想なんですけれど、どちらを優先に国あるいは自治体に求めたいですか。

山本：土地と建物を用意し、そこで人を雇用した状態で運営をお願いしますっていう世田谷方式は、非常に難しいだろうと思います。だとすると、全国にそれほど数はありませんが、小規模ながら300以上のベッド数を持っていて、土地建物があって専門職がいるっていう助産所を使っていく考え方の方が現実的だろうと思います。また、分娩を止めてしまったクリニックもたくさんあるので、稼動していないベットを国や自治体が借り上げ運営するという考えもあると思います。

林：私が現役のころ、地域医療再生基金で全国の医療整備のために、国が数千億円を配ったことがあるんです。そのときの国の考え方は、周産期医療にしろ救急医療にしろ、今後、どこにどういうサービスを投入し展開するかという、ソフト構築のための費用として使ってもらうことに重点を置いたんです。当然人を雇ったり、サービス運営のためのお金が必要になります。自治体は、そういったソフト面の必要は感じてはいるけれども、できないっていうか、不安なんですね。というのは、お金が切れたとき、人とサービスの内容だけ残されても事業を推進していけない。結局、現実の自治体の動きを見ると、ハードの方にお金を投入してしまったんです。

そう考えると、産後ケアでも、国が予算を消化しきれないという状況があるなら、今の時点でハードの方に投資したらどうかと思うんです。ハードはいっ

たんできてしまえば簡単にはなくなりません。土地は自治体が提供し、建物の建築費の方は国の予算と自治体が合体してつぎ込むという形なら、自治体は受け入れやすいという気がするのだけれど。

山本：そうですか〜。私は中国や韓国、いろんな国の産後ケアを見てきましたけれど、例えば、ホテルの1フロアー全部、産後ケア入院用に利用している。こういう考え方もあるんだなぁって感心しました。日本でも、何か所かで始めましたけれど、長続きしませんでした。ホテル代が高額なので、収益があっても人件費にもならない、ホテル代で全部消えてしまう。だから、老人福祉施設とか保育所と同じような形態で産後ケアも考えていかなければ、たぶん長続きしていかないと思うんです。

林：老人の場合は、老健施設、特養施設、それから有料老人ホームがあり、利用料金がかなり違います。産後ケアも、どうしても産後ケアさせたほうがいいというソーシャルリスクのある特定妊婦の枠組みと、それとは別に、利用者それぞれのニーズに合わせた枠組みも考える。有料老人ホームの場合、介護保険は部分的に利用できるけれど、住居費は個室だから自費部分が大きい。しかも入居金でかなりお金がとられる。

　産後ケアの場合も、利用者の希望により幾つかオプションが選べるような時代がくるといいと思いますね。自治体がやるのは、社会リスクが高い人を焦点にするといい。

産後ケア支援のプレイヤーの育成

山本：今、中国の天津から産婦人科のドクターが20人、2週間か3週間の研修で横浜に入っています。私も1コマの講義をさせてもらったけれど、産後入院の話が話題になって、中国天津では超富裕層の人が使っているそうです。赤ちゃんを預けている間は、スペシャリストといわれている看護師さんがクリーンルームで赤ちゃんを四六時中預かっている、お母さんはエステを受けながらね。

問題は、産後入院しているときは体が休まるけれど、家に帰ったら自分が赤ちゃんの面倒を見なければいけないから、家に帰ってからが大変だということです。日本の産後ケアの〝育児の自立に向けた支援〟、そういう考え方が中国には不足しているということを言っていました。

　日本式の育児する力、体と心づくりをしていくためのケアはどんなふうにしているのかという話が出ていました。そういう意味では、日本の母児同室にして助産師が細やかにケアしていくというのは、理想的ではあるんだと思います。

　ただ、産後ケアを利用する人が増え、そのケアをする助産師が足りなくなったときに、助産師以外の人が入ってきたりして質が低下してくるという心配というか危惧はあります。

林：そうですね。老人の方はホームヘルパーが資格制度になっている。産後ケアでも非専門職の人のレベルが上がるような仕組みが欲しいですよね。

山本：ドゥーラ制度、家事支援とか産後のヘルパーさんみたいな教育、認定という、私的機関の認定ですけれど、動きは少しずつ出てはきましたけれど、まだまだ多くはないです。

林：それぞれが良かれと思うカリキュラムを組んでいるようですけれど、そういう団体は幾つもありますから、一定のスタンダードが必要でしょうね。

山本：そうですね。その一定のスタンダードは、どこが作り上げて、どこが始めればいいと思いますか。

林：やっぱり、国が音頭を取らないと。国が大まかなフレームを作って自治体が細かいこと、例えば、何時間の講習を受けなければいけないとかね。第１回産前産後ケア・子育て支援学会に台湾の李（秀玫）先生に来ていただいたんですが、面白い話を聞きました。学会の講演の中には出てこなかったけれど、台湾では産後ケアハウスがすごく発達しているけれど、そのほかに、おじいちゃんおばあちゃんが、128時間の育児に関する講習を受けると、実際に自分のお孫さんをケアすると、１日幾らというお金が出るそうです。

山本：自分の血縁でなくても手伝えるということですか。

林：いや、三親等以内です。

山本：最近のおじいちゃん、おばあちゃんは、もう子育て一生懸命やってきたから、これからは自分の人生だからゆっくりしたい、孫の面倒で１日終わるのは嫌だっていう人も多いですよ。

林：やる人はやる、やらない人はやらないということだとは思うけど。発想としては面白いですよね。

 # トータルプラン

林：産後ケアの普及が難しい理由として費用がかかるというのがありますよね。出産も後から払い戻しがあるにしても、そもそも日本のお産自体が基本的には自費です。かかる費用の幅も広いですよね。
山本：自由診療がゆえにね。
林：40数万円から200万円くらいまで幅が広い。東京都内だと平均どれくらいですか。
山本：100万円はかかると思いますよ。
林：100万円だとすると、40数万円が戻っても50～60万円は出費しなければいけないわけですよ。そういうこともあって、出産費用のほかに産後ケアに費用を出すのはきついなと感じている人も多いと思う。台湾では分娩費用は健康保険なんです、2割負担です。だいたい2日くらいで退院するらしいですが、産後の指導をしてもらうにはとてもじゃないけど日数が足りない。だから、退院したその足で産後ケアハウスに駆け込むらしい。分娩に健康保険がきくから余裕があるわけです。そのぶん、産後ケアに自分でつぎ込める。
山本：それでも、一部の富裕層なんですよ。産後ケアには公費負担は何もない。
林：政府統計で48％が利用しているんです。
山本：韓国は70％以上ですよね。
林：産後ケアに行けない人は、ほかの手立てを考えなければいけない。台湾の例のように、おじいちゃん、おばあちゃんに手伝ってもらおうという人もいるし、あるいはホームヘルパーを雇ってカバーする。だけど、考えてみると日本は介護保険に何兆円もつぎ込んでいるわけだから、その何分の一かでも、少子高齢化と言っているわけだから少子化の部分にもっと投資していいんじゃないかなと思いますが。

山本：本当にそうですよ。何とかしましょうよ。産後入院しないで元気に生んで元気に子育てしているお母さんに何の手当もないんですよ。一方で、40〜45歳くらいになって、そろそろ子どもを産もうかなと思ったときに、なかなか妊娠しないから不妊治療に入るわけです。世田谷の産後ケアセンターを利用する人の45パーセントは、40歳以上の初産婦です。30代の人が産後入院してくると、若い人が来ましたねっていうことになるんです。介護保険を払っている40歳を超えた人が不妊治療するってどういうことですか。不妊治療に対する予算はどっさり組み込まれているじゃないですか、これいいんですか、先生。
　年齢的に体力のある時の卵子も精子も若いときに妊娠するっていうのは、体にとっても、心にとっても、世の中にとってもいいわけで、そのことが伝えにくい時代になりましたよね。

林：不思議なんだけれど、私たちの世代は性に対して厳しい時代だった。そのあとどんどん性の解放化に向かっていった。それなのに、生殖に関する知識がきちっと与えられていない。例えば、月経があるうちはいつでも妊娠できるとか、性感染症に関してもそうですが。

山本：今、産後入院を進めるために動いてはいますが、産んでからではなくて産む前からの教育がいかに大事かというのはすごく思っていて、世田谷の産後ケアセンターでも、産前教育もどんどんやりましょうということで準備をしているんです。

林：生殖に関してのトータルプランというか、ケアプランも含めた全体像みたいのものが出来ていないのかなという気がしますね。

山本：不妊治療をしているときは妊娠することだけでいっぱいいっぱいの状態で、産んだあとの生活のことまで気持ちが思い至っていない。産後入院してくるお母さんたちを見ると、このお母さんたちをどう自立させたらいいんだろうと、ちょっと頭を抱えることもあります。

林：妊娠したらその後どうなるかっていうことじゃなくて、そもそも結婚したらどういう生活を送りたいのかっていうことなんですけどね。

女性が働く環境

山本：どう見たって男性優位の社会だっていうのは否めないですよ。政治家の世界にしても、官僚の世界にしてもどこをみても。女性が高学歴化したと言いつつも、会社でキャリアアップしていく中に、結婚、妊娠、出産の後にすぐ職場に戻れる人ならいざ知らず、何週間、何か月を休まなければいけない現実の中では、産休前のポジションをキープしながら復帰を待ってくれる会社があるかというと、なかなかないですよ。さらに、子育てをしながら夜の10時、11時まで仕事ができる状況にないわけです。結婚したり子どもを産むことによってキャリアアップにストップがかかるなら、結婚したり子どもを産んだりせず、このまま行ってしまえっていう思いがあるんじゃないですか。

林：僕はいろんな会社の働いている女性を見る機会があるけれど、夜の10時、11時まで働いている人は結構多いんですよ。かといってね、僕は男性の味方をするわけじゃないけれど、男性もね、イクメンがもてはやされて、育児休暇を積極的にとるように言われています。でも、若い男性に聞くと、制度的に保証はされているけれども、何か月か育児休暇取りますって言ったときに、同僚たちは、お前がこれまでしていた仕事は誰がやるんだ、俺たちだろうと、言葉にしないまでも暗黙のうちにプレッシャーがかかり、取りにくいようになっているそうです。

山本：時差出退で、夕方4時とか5時に退社できる会社もありますけど、取りにくいっていいますね。

林：女性の立場、男性の立場で共通のことは、結局は、今の日本社会は経済効率中心だっていうことなんです。これだけ男性も女性も働いても、ここの十数年間、「停滞する日本」と言われて、1人当たりのGDPが世界2位から20位以下にまで落ちているわけです。

山本：週休2日から週休3日にしても、利益率が上がった会社もときどき紹介されていますよね。思い切って、仕事時間とか就業日数を減らしても生産性

はあまり変わらないっていうエビデンスが出てくるかもしれないですよ。
林：たぶん、仕事を家に持って帰ってやっている。
山本：週休3日になれば遊ぶ時間が増えるかっていうと、とんでもないですよ。今、家にいてもできる仕事がたくさんありますから。自由度はありますけど。
林：思いきって社会改革に乗り出す、大胆に踏み出す。
山本：そうですね。産後入院から、壮大なテーマになっていますけど、産後入院を増やすために、根本的な何かを考えなければだめですね。

介護保険のような制度に

林：子育て支援センターや産後ケアが、多くの自治体にとっては後回しになってしまっていて、どれだけ理解しているか疑問ですね。
山本：産婦人科医院でも手を上げたところもありますが、運営が立ちいかないということで手を引いてしまったという現実があるじゃないですか。一方で、トントンで頑張れる助産師たちが名乗りを上げているっていう現状があるわけです。
林：実際、台湾では産後ケアハウスの大半は、医師じゃなくて看護資格を持っている人が運営している。小児科ないし産婦人科の医師と契約して、週に2〜3回、回診に来てもらって、それの費用はお支払している。病院に附属したものもありますけど、独立して運営しているのがほとんどです。
山本：国や自治体が、運営していくためのきちんとした予算組みをしてくれるかということです。お母さんたちも恩恵があり、それを支えている施設側にも恩恵がある仕組みにしないとうまくいかないということですよね。
林：結局、仕組みの問題と費用の問題。私は一時荒唐無稽なことを考えたことがあって、例えば、介護保険制度の中に、産後ケアを含む母子保健的な要素を組み込む。
山本：いいじゃないですか、それは最高。いいと思います。
林：若い人たちの不満は、自分たちは介護保険料を40歳から払うけど使うの

は65歳過ぎ、本当に自分が使うのかどうかもピンとこない、だから、どちらかというと払いたくない。まして20代は介護保険は全く関係ないと思っている。それならいっそ、20歳過ぎたらお産などにも適用できる保険にしたらいい。みんなで保険料を払ってね。
山本：「介護」じゃなく、いいネーミングにして、産後の入院のときも、老人施設に入ったときも使えるような保険ですよね。
林：そうそうそう。そんなことをね、夢物語みたいに・・・。
山本：でも、納得できますよ、もしお産にも使えるのであれば。
林：それなら20代の人だって喜んで保険料を払うんじゃないかな。

担当助産師制度

山本：乳腺炎が保険診療の枠の中に入ったんです、先生ご存知ですか。
林：いいえ。
山本：助産師の乳房ケアとか福祉相談が保険診料になったんですけれど、保険診療として初診が500点、再診が150点。一分娩に対して4回までという規制もあるんですけど。
林：それは助産所でもできるんですか。
山本：それはダメなんです、病院の中だけ。そこにも問題があって、助産所では、診療報酬の適応施設ではないので使えません。開業している助産院の所に乳房ケアとかで来なくなるじゃないか、何かいい仕組みを作らないと開業助産師の生業として立ちいかなくなるんじゃないかという懸念があるんです。何とかいい方法はないかと思っているんですが。
林：山本先生と一緒に京都に行ったときに、ある大学の先生から言われたんですが、いわゆるマイ助産師制度ですか、妊娠から出産後、それから育児の段階まで一貫して助産師がケアに参加するっていうシステムを考えているのですが、今の日本の現状だと、出産の部分も含めてやるとなるとなかなか難しい、何か知恵がないかなという話が出てきて。僕はね、助産師のオープンシステムは考

えられないだろうかって。

山本：まさにそうです。開業の助産師が病院にどんどん入っていく。忙しすぎて、病院の中では乳房ケアが行き届いていないんですよ。そこに助産師が入っていって、問題のある人は地域に戻ってからもその助産師が担当するっていう担当助産師制度ができるといいですよね。

林：分娩そのものもね、例えば、ずっとケアしてきた助産師が、分娩でオンコールになっていて、分娩で入院しましたよって言ったら、そこに行ってですね、ちょうどアメリカの開業医のオープンシステムみたいに。

山本：どうですかね。日本ではこれはもう固定されて、就職したスタイルになっているので。

産後ケアセンターの広域利用

林：最後になりますけど、世田谷の産後ケアセンターに、トレーニングセンターのような役割も持たせていきたいとに考えているということですが。

山本：そうですね。実際に実現できるかは今後の課題になりますが。世田谷産後ケアセンターがトレーニンセンターとなって、助産師やヘルパーさんが教育・研修を受けて地域に出ていくっていう方法はありだと思います。何とか、そういう風にしたいですね。

林：助産師会は研修事業をたくさんやっておられるから、その上に乗っかれば、そんなに難しい話じゃないと思いますね。

山本：今も世田谷は稼働率が94〜95％で、ほぼ満床の状態です。利用したくても使えないっていうクレームも届いていて、区長さんも第2、第3の産後ケアセンターを作らないといけないとおっしゃっています。世田谷区だけ拡大していっても不公平感があるわけだから、今後はいろんな人たちが使えるような産後ケアセンターの在り方を考えなければいけないと思っています。

林：周辺の区も世田谷区の産後ケアセンターを利用できるようにする。

山本：以前は他区の人も利用できたんです。今は世田谷区だけで一杯になっ

ているので。港区にある産後ケアセンターでは、個人の運営ですが近隣の区と契約しています。私は横浜の金沢区ですけれど、羽山町と鎌倉市と契約を結び、そこからも入ってくる予定になっています。ですから近隣の区や町をまたいで入ってくるというのはありです。

林：私は、古くから保健医療の政策に関係する仕事をしてきましたが、二次医療圏を作るときに似たような問題があって、地方では行政区分ごとに二次医療圏を作りやすいんですが、東京とか大阪とか大都会は行政区分で作っても、利用者は行政区分を超えて来る。大学病院が典型的ですね。交通の便で決まっちゃうところがあって、東大病院に行く人は常磐線沿線の人が多くて、東京医科歯科、順天堂は中央線の人が多い。ですから大都市では、二次医療圏でベッド数を規制したり運営形態を考えても成り立たないんです。

　それと同じように、産後ケアも行政圏単位で考えても、かえって不自由だという気がしています。もちろん区をまたいだ行政の主管者が話し合わなければならないことなんですが。つくばセントラル病院の小倉先生が学会の講演（シンポジウム１）でおっしゃっていましたが、牛久市だけじゃなくて、牛久市を含めたその近辺の市町村も参加している。

山本：実際できているところが何か所かありますよ。赤坂の産後ケアセンター、あそこは個人ですが、いろんな区と契約しています。

林：そうらしいですね。中野区からも来ているみたいですね。

山本：もう少し、産後ケアセンターが広く利用できるような手立てを一緒に考えていってください。

林：そうですね。今日はどうもありがとうございました。

医療機関に附属する施設で助産師が行う産後ケアの意義
産前産後ケアセンター東峯サライの取り組み

医療法人社団東壽会
産前産後ケアセンター東峯サライ副所長 / 東峯婦人クリニック
　　　　　　　　　　　　　　　　　　　　　助産師　中嶋 彩

医療法人社団東壽会
東峯婦人クリニック名誉院長 / 東峯サライ所長　　産婦人科医　松峯 寿美

【はじめに】

　近年、「産後ケア」という言葉は私たち周産期医療に関わるものや、妊娠出産をされる世代の方々の間ではよく耳にする言葉となってきました。昨年2017年には「産前・産後サポート事業ガイドラインおよび産後ケア事業ガイドライン」が策定され、多くの自治体で実施されてきています。過日、2018年3月に開催された「第1回日本産前産後ケア・子育て支援学会」では、予想を上回る多くの参加申し込みが殺到し、関係各所からの注目の高さを感じざるを得ませんでした。

　筆者が所属して産後ケアを実施している「産前産後ケアセンター東峯サライ」（以下、サライ）は、2014年東京都江東区に開設され、約3年半が経過しました。「サライ」とは、砂漠などで隊を組んで通行する商人たちの宿泊施設を意味するトルコ語ペルシャ語の「キャラバンサライ」が由来となります。砂漠の中のオアシスをイメージし、育児に疲れたらちょっと休みに来られる場所、ここで休憩したらまた元気に家に帰って行ける、そのような地域に根ざした育児中の方々のオアシス「東峯サライ」になりたいと祈念して、命名されました。

　サライの開設者である現所長は産婦人科医であり、1980年に同地域に分娩を取り扱う産婦人科診療所（東峯婦人クリニック）を開院し、思春期相談〜月経不順〜不妊治療〜妊娠〜出産〜更年期〜老年期と、女性のライフサイクルを

支えられるよう、現在も診療と分娩、手術にあたっています。診療を行っていく中で、女性のライフサイクルの中で大きなイベントとなる妊娠〜出産〜育児において、治療だけでは解決のつかない様々な問題を更に支援していきたく、このサライを設立されました。

そのためサライは診療だけではなく、診療所と助産所、そして保育所の機能を備えた、複合型施設となっています。妊娠中のケアや出産の準備、出産後の母親や新生児および乳児の診療とケア、保育等を各所の機能を活かして行っています。現在、様々なところで、またいろいろな形で産後ケアの取り組みが増えてきていますが、サライで行ってきた医療機関の施設で助産師が行う産後ケアについてご紹介したいと思います。

【産後ケアの実際】

2018年3月現在、サライで行っている事業は表1の通りとなります。

表1 サライの事業内容

事業	内容	実施者
産後ケア	母乳ケア外来 日帰り型産後ケア 宿泊型産後ケア 養親研修	助産師
健診	助産師外来（妊婦健診） 2週間健診	助産師
	1ヶ月健診 乳児健診・予防接種	医師
妊婦クラス	母親学級、両親学級 マタニティヨガ	助産師
産後クラス	産後ヨガ	助産師
	食育クラス、離乳食教室	薬膳師
乳幼児保育	一時預かり保育	保育師
個別対応	カウンセリング	臨床心理士
	理学療法	理学療法士
	アロママッサージ	アロマセラピスト

実施メンバーとして、助産師1〜2名、看護助手3名、事務1名、医師1名、臨床心理士1名（非常勤）、理学療法士1名、保育士2名、保育助手3名が在

籍しており、産後ケアのニーズによって、それぞれの職種が専門性を活かしてケアに当たります。産後ケアにおける「母子とその家族の健やかな育児」という観点から、サライでは特別養子縁組を目的とした養親研修も行っています。

　開設当初から全ての事業を行えたわけではなく、主に助産師が行う産後ケア事業では、母乳ケア外来と産後2週間健診のみの稼働と言っても過言ではありませんでした。特に宿泊型産後ケアや日帰り型産後ケアに関しては、受け皿としての準備をしていたものの、利用者不在の時期が長く続きました。「産後に医療機関で対価を支払ってまで身体を休めながら育児に慣れていく」ということに対して、出産した本人や家族はもちろんのこと、助産師の間でも抵抗があったことは否めません。産後ケアに関しての社会的な理解や文化的な背景、そして産後ケアに携わる助産師自身が教育されてきた「産褥期のケア」を見直す必要があるのではないかと思っています。

図2　文献　1）より改変
ゆりかご・江東事業「産後ケア事業」

産後、家族などの手助けがない」「体調がすぐれない」「初めての子育てで不安」などのお母さんが、赤ちゃんと一緒に区内の助産所等の施設に置いて、助産師等から母子のケアや授乳指導、育児指導が受けられます。また、「母乳が足りているか心配」などの不安を抱えるお母さんには、助産師による乳房ケアを行います。

	宿泊型産後ケア	日帰り型産後ケア	乳房ケア
対象者	初産婦 ・ご家族等からの十分な支援がない ・体調不良や育児不安がある	初産婦・経産婦 体調不良や育児不安がある	初産婦・経産婦 母乳が足りているかなど母乳育児に心配がある
ケアの内容	施設に宿泊し、心身のケア、育児アドバイスを受け、また休養の機会等を提供する。	施設にて日帰りで心身のケア、育児アドバイスを受け、また休養の機会等を提供する。	乳房のケア等の支援を行う。
利用日数・回数期間	3泊4日まで 産後2か月未満	1回（必要に応じて2回まで） 産後4か月未満	1回 産後4か月未満
自己負担（2割）費用	6,000円/日	3,000円	1,000円

2016年より「ゆりかご・江東事業」の「産後ケア事業」[1]（図2）が開始され、サライでもこの事業の委託を受けて実施しています。これにより利用者の費用負担が軽減され、その利用者は徐々に増加してきました。しかしながら、産後ケアについて、「どういったことをするのか。」といった質問や、「授乳の相談はどこに行ったらよいのか。」などの声が聞かれます。出産後に初めて直面する育児を含めた困惑の対応に、文化的なフローチャートができていない状況かと思います。

【産後2週間健診の意義】

近年、各出産施設で産後2週健診を行っているところが増えてきており、昨年度には厚生労働省からの通達もあり、助成を始めている自治体も見られてきました。サライでは、開設当初より行っている事業の1つに助産師による産後2週健診があります。母体の血圧・検尿等を含めた健康診査、児の体重測定や皮膚・臍の確認、一般状態の観察の他、独自に問診票（図3）を作成し、産後の気になるところを確認しています。一般状態で医師の診察が必要な場合には、医師の診察を受けるようにしていきます。

問診票の結果をまとめたところ、2016年1～8月の8か月間、当施設で2週間健診を行った206人について以下のような状況でした（図4～6）。

　来所時期：産後8～25日目、平均産後12.4日目

　初経別割合：初産婦137名（67%）、経産婦69名（33%）

母親自身が痛いと感じている部位として、身体が直接傷ついている外陰部よりも、乳房や肩などの上半身や、腰など産後の進行性及び退行性変化がもたらされている部分に疼痛を感じていると考えられます。また、不快な症状として「涙もろい」ということを自覚されている方が多く見られています。これらは産後の正常な体の変化としてみられるものではありますが、それらが母親自身にとっては痛みや不快感として感じられているということを改めて認識しなければなりません。

また、赤ちゃんの気になるところでは、出産施設で細かく見てもらっていた授乳や体重といった部分で、これは退院した後、急に補助なしの自転車を1人でこぎ続けているような状況と似ているかもしれません。一旦、誰かに1人で乗っていたのか確認してもらうことによって、今度は最初から自転車に乗れる

図3　産後2週間検診問診票

産後ケア問診票

平成　　年　　月　　日

氏　名		お子様の名前		年齢	歳
里帰りの場合 里帰り先住所	区　　　　　　　丁目　　　番地　　号				
出産日	平成　　年　　月　　日	産後日数			
出産回数	初産婦	出産様式			
	経産婦（　　　　回）	上の子の年齢	歳	歳	歳
同居者	里帰りの場合は、里帰り先の同居者				
主に育児・家事をサポートしてくれる人					

自分の体について気になること（該当箇所に〇印）

痛いところ：
頭　肩　乳房　腹部　外陰部　肛門　臀部　腰　足の付根
その他

不快な症状：
尿漏れ　痔　便秘　肩こり　めまい　むくみ　嘔気・嘔吐　体重（減少・増加）
涙もろい

その他気になること：

赤ちゃんについて気になること（該当箇所に〇印）

体重　授乳　泣き　便秘　下痢　嘔吐　しゃっくり　くしゃみ　湿疹　皮膚の状態
目ヤニ　お臍　外陰部　おしり　呼吸状態（気になる呼吸音がある）

その他気になること：

ようになるものです。退院した後に不安ながらも自分が行ってきたことがどうだったのか、児の健康状態と合わせてみてもらうことによって、安心感が得られるかと思います。

助産師による母児の診察と個別的な相談を行うと共に、この産後2週間健診で多くの方は出産施設を退院後、初めて外出し、初めて家族以外の人に会うことになると考えられるため、待ち時間には母親同士で話ができるようにしていきます。また、理学療法士により参加者でストレッチなども行い、個別対応と集団対応をバランスよくできるよう、工夫しています。

【ハイリスク妊婦の産後ケア】

高齢出産の増加に伴い、合併症妊婦も増加してきました。平成30年診療報酬改定にも、ハイリスク妊産婦連携指導料が追加されるようになりました。ハイリスク妊婦については、医療

図4 産後2週間検診時の疼痛部位

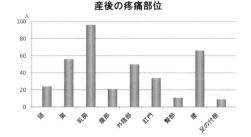

図5 産後2週間検診時の不快な症状

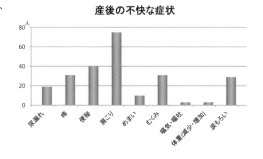

図6 産後2週間検診時の赤ちゃんの気になること

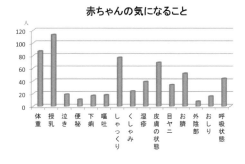

的な介入と共に、出産後の育児についても問題となる場合も多いです。特に、精神疾患合併の産後ケアについては、必要な部門との連携が必要となってきます。当院でも、他の出産施設から産後ケアに来所される方も多く、産後ケアの受入れ側では、来所時の情報からすぐに判断をして、必要な連携先にコンタクトを取っていくことが求められます。宿泊型や日帰り型産後ケアの滞在中の安

全確保は大前提です。特に、産後ケアの実施は概ね産後4か月までを対象としており[2]、更に産後3〜4か月は産後の自殺の既遂時期のピークと言われています[3,4]。このことを考慮すると、助産師の適切な判断と、他職種との連携をスムーズにできるシステムの構築や、関係者だけではなく地域住民など社会全体で「産後ケア」について知っていくことが必要と考えます。

【助産師が産後ケアを行う意義と期待】

厚生労働省からの「産前・産後サポート事業ガイドライン及び産後ケア事業ガイドライン」[2]によると、産後ケア事業の目的として、「母子に対して、母親の身体的回復と心理的な安定を促進するとともに、母親自身がセルフケア能力を育み母子とその家族が、健やかな育児ができるよう支援することを目的とする。」とあります。産後には主役の母と子があり、負担そのものを減らすというよりは、家庭の中でその人らしく育児ができるような支援となるかと思います。これには、産後の母子の生活におけるアセスメント能力が問われます。最近ではわからないことがあればスマートフォンで簡単に検索することができるようになりました。仕事でわからないことを先輩に聞いて嫌な顔をされるより、マニュアル以外のことで困ったら検索をして切り抜けることもあるでしょう。他人の手を煩わすことに対して抵抗を感じてきているのかもしれません。

このような生活に慣れてしまったせいか、産後ケアに来る方々には毎日検索をし続けて来られる方もいます。「検索したら自分は乳腺炎だったのでみてください。」と電話されてくる方もいます。実際には、一時的なうつ乳状態で、話を聞くと、昨晩児に母乳を与えようとすると泣くので、ミルクだけ飲ませていた、という話はよくあると思います。

検索して参考となるアドバイスもたくさんあり、助けられる方もたくさんいると思います。ただ、母親自身がこれだ！と思った検索結果が必ずしも本人の状況にあっているとは言えません。話を聞いて、状態をみてアドバイスをするには、助産師の目が必要であると思います。

また、産褥経過が正常でも、母親にとっては痛くて、だるくて、気になるところだらけの身体を産後は抱えています。その時期だけでも、他人を頼ることに抵抗がないような体験をあえてしていくことも、その後の育児につながると思います。産後ケアの課題は様々ありますが、産後ケアには日本の社会に合っ

た育児文化を作っていくことが、期待できると同時にその責任を担っているのではないかと思っています。

【引用・参考文献】
1) 江東区産後ケア事業：
http://www.city.koto.lg.jp/260501/kodomo/ninshinshussan/kenko/99710.html [2018.3.16 アクセス]
2) 厚生労働省：
http://www.mhlw.go.jp/file/06-Seisakujouhou-11900000-Koyoukintoujidoukateikyoku
/sanzensangogaidorain.pdf [2018.3.16 アクセス]
3) 竹田省：妊産婦死亡"ゼロ"への挑戦．日本産科婦人科学会誌，68（2）：3454）
4) 鈴木俊治：産後ケア報告から見えてきた今後の課題　周産期メンタルヘルスケアの充実を！．助産師，70(3)：18 - 20，2016

政策としての産後ケア・子育て世代支援センター（概説）

林 謙治 （日本産前産後ケア・子育て支援学会理事長）

　平成15年に「少子化社会対策基本法」において地域の子育て支援および母子保健医療対策の充実化がうちだされ、具体的な政策は平成26年にいわゆる「地方創生法」が制定された。

　地方創生に関する法律は2つあり、「まち・ひと・しごと創生法」及び「地域再生法の一部を改正する法律」がある。前者は、地方創生の理念や全体的な戦略策定の方法について定めており、後者は、地域の活性化に取り組む地方自治体を支援する法律改正である。「まち・ひと・しごと創生法」の第1条に「少子高齢化の進展に的確に対応し、人口の減少に歯止めをかけると共に、東京圏への人口の過度の集中を是正」すると記されている。つまり地方創生というのは、人口減少対策と東京一極集中の是正を意図した政策であり、国民が出産や育児に前向きになれるような制度の整備、地域における社会生活インフラの維持、雇用の創出、国と地方自治体の連携などを基本理念としている。「地域再生法の一部を改正する法律」は、施策がスムーズに進むよう各省ごとにバラバラになっている地域活性化策を統合することを目的としている。

地方創生法（H.26）

① 「まち・ひと・しごと創生法」
　　地方創生の理念や全体的戦略策定の方法について定める
　　第1条：「少子高齢化の進展に的確に対応し、人口減少に歯止めをかけると共に、東京圏への人口の過度の集中を是正」

② 「地域再生法の一部を改正する法律」
　　地域の活性化に取り組む自治体を支援する→　各省庁の施策を統合する

国民が出産や育児に前向きになれるよう制度の整備、地域における社会インフラの維持、雇用の創出、国と自治体の連携を地域の活性化に取り組む地方自治体を支援する　→
　　出産・育児対策をまちづくりの中核的課題と位置づけること

1. わが国の人口の地域変動

　日本の総人口は2008年より減少しており、2090年には現在の約半分の5,727万人と推計されている。年少人口（14歳以下）と生産年齢人口（15-64歳）は今後一貫して減少を続けるが、老年人口の変動についての変化の波が次のように予測されている。

　　第一段階　2010-2040年　高齢人口が増加する
　　第二段階　2040-2060年　高齢人口が維持・微減
　　第三段階　2060年以降　　高齢人口の急減

　以上の変動予測は全国的な時系列予測であるが、すでに地域によっていずれかの段階が出現している。東京都区部、中核市では第一段階にあり、人口5万人以下の市町村は第二段階にあり、そして過疎地の市町村はすでに第三段階にある。仮に少子化の傾向がこのまま持続し、他の方策によって事態が打開されなければ日本全体がいずれ第3段階に進行し、「限界国家」が出現することになる。

　人口減少の様相が地域によって大きく異なっている以上、行政サービス、インフラ整備等において地域の取り組みも大きく異なってくるだろう。人口変動要因は若年人口の移動、出生率の低下、雇用・働き方の問題が影響しており、これに対応するために総合政策として「地方創生法」が制定されており、地方公共団体の役割が強調されている。実際すでに多くの自治体では例えば母子保健施策をまちづくりのかなめとして位置づけている。厚労省はこうした施策の

```
         現在の人口地理的動態

・東京都区部・中核市　　➡　第一段階（高齢人口増）
・人口5万人以下の市町村　➡　第二段階（高齢人口微減）
・過疎地の市町村　　　　➡　第三段階（高齢人口急減）➡
                              限界部落（16%）
●人口の変動要因
　1.若年人口の移動　➡　東京圏一極集中（関西圏、名古屋圏
                          さえ流出）
　2.出生率の低下
　3.雇用・働き方　➡　男性の非正規雇用はとくに有配偶率に影響
                      （結婚減少、離婚増加）
```

政策としての産後ケア・子育て世代支援センター　（概説）

181

全国的な普及を促進するためにいくつかのガイドラインを導入した。

2.「子育て世代包括支援センター業務ガイドライン」について

　子育て世代包括支援センター（法律上は母子健康包括支援センター）は母子保健法の改正により、平成29年4月から市区町村に設置することが努力義務とされた。センターでは次の支援業務を実施することが求められている。
① 妊産婦及び乳幼児等の実情を把握すること
② 妊娠・出産・育児に関する各種の相談に応じ、必要な情報提供・助言・保健指導を行うこと
③ 個別的な支援プランを策定すること
④ 保健医療または福祉の関係機関との連絡調整を行うこと

　妊産婦や乳幼児等へのサービスは「母子保健法」に基づく母子保健事業、「子ども子育て支援法」に基づく利用者支援事業、「児童福祉法」に基づく子育て支援事業などがあり、自治体での所管部署が異なることもあって、従来関係機関どうしの十分な情報が共有や連携が難しく、妊産婦や乳幼児等の状況を継続的に把握できていないとの指摘があった。このために結果的に利用者側からすれば支援が一貫性を欠くという課題があった。

　これらの課題を踏まえて、センターにおいて今後母子健康手帳交付時での情報収集はじめ関係機関と連携して情報をセンターに集約し、一元的に管理することを目指すことになった。また、安心して妊娠・出産・子育てができるように各関係機関との連絡調整、連携、協働の体制（関係者会議など）を築きなが

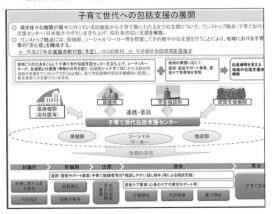

ら、地域資源の開発と協力体制をもって「地域づくり、まちづくり」をしていくのもセンターの重要な役割であることが認識されている。

センターの機能が十分発揮できれば、住民から見るとワンストップ相談の窓口ができるということである。そのほか注目すべきはソーシャル・キャピタルの活用という意味では例えば、子育て支援事業は地域の実情に応じて、市区町村から委託を受けた民間団体やNPO法人など多様な主体の参画により実施され、今後活発な展開により地域に根付いたサービスが期待される。

こうした体制作りは一見複雑にみえるが、現在高齢者対策で普及している仕組みと対比すれば比較的理解しやすい。例えば、子育て世代包括支援センターの役割（ワンストップ相談など）→高齢者包括支援センターの役割、関係者会議（関係者の意見を自治体が吸い上げるなど）→地域ケア会議、また、NPO法人などのソーシャル・キャピタルの動員などは手法としては同じであることを想起して頂きたい。

3.「産前・産後サポート事業ガイドライン及び産後ケア事業ガイドライン」について

本ガイドラインに関連する産後ケア事業はすでに平成7年に6市町村が委託を受けて開始され、翌8年には22市町村に広がり20年以上経過している。平成27年度から産後のみならず、妊産婦等の不安や負担軽減のため妊娠期から子育て期にわたって切れ目のない支援を行う事業として、平成27年度から前年度のモデル事業を受けて「妊娠・出産包括支援事業（産前・産後サポート事業及び産後ケア事業）」として本格的に実施されることになった。

1)「産前・産後サポート事業」と「産後ケア事業」のサービス内容の区別

「産前・産後サポート事業」は基本的に「相談・支援」が中心であるので必ずしも専門職がかかわるとは限らない。それに対して「産後ケア事業」はより専門的な知識・技術を必要とするサービスである。両者のサービス形態ともアウトリーチ型、ディケア型があり、それに加えて後者は宿泊型が加わっているため、形態の理解が紛らわしいが、結局前者は妊産婦に寄り添うスタンスで相談・支援を行うサービスである一方、後者は社会リスクが高いグループ（例えばメンタルヘルスのケアを必要とするグループなど）へのケアを想定している

と理解すればよい。

```
産前・産後サポート事業

ディサービス型
  個別型、集団型(ママ友づくり)
アウトリーチ型
  訪問、電話・メール相談(傾聴、寄り添う→不安解消)
………………………………
サービス対象者
  ①妊娠・出産・育児に不安、相談者がいないなど相互
    支援・交流支援、孤立感軽減・解消が必要な者
  ②多胎・若年妊娠・特定妊婦等社会的支援が必要な者
  ③地域の保健・医療・福祉・教育機関等の情報から要
    支援者の抽出
```

2) 事業の対象者

・「産前・産後サポート事業」のサービス対象者は次のように設定されている。
　(1) 妊娠・出産・育児に不安を抱え、身近に相談できる者がいない場合
　(2) 多胎、若年妊娠、特定妊婦、障害児または病児を抱える妊産婦等で社会的支援が必要な場合
　(3) その他関係機関の情報により支援が必要とする場合

(2) の対象者は専門的ケアを必要とするので他の母子保健事業や福祉事業が対応することが原則で、ここでは社会的支援がベースとなっている。なお「特定妊婦」とは児童福祉法で出産後の子の養育について出産前に支援を行うことが特に必要と認められる妊婦をいう。収入が不安定、統合失調症などの精神疾患がある、望まない妊娠をした場合などがこれにあたる。

・「産後ケア事業」のサービス対象者及びサービス除外者は次のように設定されている。
　(1) 母親等
　　① 身体的不調、保健指導が必要な者、授乳困難者等
　　② 心理的な不調、うつ病のリスクがある者
　　③ 育児指導が必要な者、家族から支援が受けられない者、本人はじめ家族が妊娠・出産に肯定的でない場合の関係者
　(2) サービス除外者

母子いずれか感染性疾患にり患している者、母親が入院加療を必要がある者。ここで注目すべきは必ずしもサービス利用者は母子セットでなければならないとしていない点である。とくに宿泊型ではこのことが大きな意味を持つ。例えば児が入院医療ケアを必要とした場合、さまざまなシチュエーションにおいて母親の心理的な負担が通常より重いことがありうる。その時に母親が単独でも利用する機会があることは大きな助けとなろう。

3）産後ケア事業の実施方法別主な特徴について

（1）宿泊型

宿泊型では助産所はじめ病院・有床診療所のほか別形態での事業参加も可能である。実施場所によらず、1名以上の助産師等の看護職を24時間体制で配置することが求められている。病院・診療所で開設する場合は医療法に基づく人員とは区別することが望ましいとされている。空床利用が原則で、感染症対策が必要であることは言うまでもない。なお、市区町村の判断により施設において父親、兄姉等の利用者の家族を同伴させることができるとなっている。

別形態での事業参加はいわゆる「産後ケアセンター」と称されるカテゴリーに分類されている。このなかに"助産所型"があるが、法的には助産所は施設基準を満たす必要があり、ベッド数は10床未満と規定されている。しかし法改正により分娩室を設置しなくても宿泊運営を含め

```
産後ケア事業の実施方法

・宿泊型
  1.病院・診療所
    ・空床の利用
    ・入院患者との区別（感染症対策、医療法の報告事項）
    ・医療介入につなぐことが容易
  2.助産所
  3.産後ケアセンター
    ①助産所型
    ・10床未満であること・分娩室の設置不要・旅館業法適用除外
    ②旅館業型
    ・10床以上可 ・旅館業法適用
    ③市区町村独自基準型
    ・10床以上可 ・市区町村独自基準必要（旅館業法適用除外）
```

産後ケア事業に従事することができることから「産後ケアセンター」と称してもよいことになっている。

10床以上の施設として運営する場合は「旅館業型」に分類され、旅館業法の適用を受けることになるので、施設基準等を満たす必要がある。もう1つは「市区町村独自基準型」が設けられている。これは市区町村が助産所基準に準じながらも独自に基準を設け、10床以上設置することが可能で、かつ旅館業法の適用を受けないことができる。

(2) ディサービス型

宿泊型における運営形態のほか、「保健センター等」がこれに加わる。保健センターの性格上、当然のことながら他の母子保健事業や子育て支援事業につなぎやすいという特徴がある。宿泊型、ディサービス型のほかにアウトリーチ型が設けられている。、実施担当者は母子の家族関係や住環境をみることができるため、生活全般にわたって助言をしやすいという特徴がある。

(3) サービスに係わる利用料について

市区町村が実施する産後ケア事業は利用者から費用を徴収するが、社会リスクの高いものについては経済的困窮状態にあることが予想され、ガイドラインでは費用の減免処置の配慮が望まれるとしている。また、健康保険や国民健康保険等では保健事業として補助を実施することが可能であるため、利用者は組合窓口に実施状態を確認するよう勧めている。

【参考文献】
林 謙治：「産前・産後サポート事業ガイドラインおよび産後ケア事業ガイドライン」導入の背景と社会的意義、助産雑誌 71（12）、2017

《監修者紹介》

林 謙治（はやし けんじ）

日本産前産後ケア・子育て支援学会 理事長
国立保健医療科学院 名誉院長
北京大学医学部 客員教授
アジア・太平洋地区公衆衛生学術連合 名誉会長
ＮＧＯ日本―ベトナムパートナーシップ 理事長

千葉大学医学部卒、同大学院修了後千葉県松戸市民病院産婦人科に勤務。その後厚労省国立公衆衛生院母子保健学部在職時に米国エール大学医学部周産期疫学教室研究員を勤めた。保健統計人口学部部長を経て国立保健医療科学院院長に就任し、2014年に退官。

在職中母子保健、健康政策の研究に従事する一方、中国、タイ、コロンビア、ケニア等多数の国際協力プロジェクトに参加した。近年においては厚労省産前産後サポート事業・産後ケアガイドライン委員会座長を務めた。著書に「十代妊娠」、「産後ケアのすべて」のほか論文多数。

松峯 寿美（まつみね ひさみ）

医学博士。日本産婦人科学会専門医
1970年、東京女子医科大学院卒業。卒業後は東京女子医大に10年間勤務し、講師として医学部・看護学部の教育指導にあたる。東京女子医大病院に〝不妊外来〟を創設。特に不妊治療、思春期医療に力を注ぐ。がん研究会病院勤務を経て、1980年、東京・木場に東峯婦人クリニックを開業し、院長に就任。

女性専門外来の先駆けとなる。妊娠・出産・更年期・老年期まで、婦人科系QOL（生活の質）を保つ医療を実践。骨盤底筋トラブルの治療や子宮脱を改善する経腟手術も行い、女性の健康管理を見守り、サポートし続けている。
「女性の一生を支える存在でありたい、こころもからだも美しくいきいきと過ごせる人生であるように」との思いで診療を行っている。

2018年1月に発足した「日本産前産後ケア・子育て支援学会」第1回大会長を務める。一男・一女の母。

第1回日本産前産後ケア・子育て支援学会の記録
産後ケアを日本の文化に

発行日　2018年9月10日
監　修　林　謙治・松峯　寿美
発行者　橋詰　守
発行所　株式会社　ロギカ書房
　　　　〒101-0052
　　　　東京都千代田区神田小川町2丁目8番地
　　　　進盛ビル303
　　　　Tel　03（5244）5143
　　　　Fax　03（5244）5144
　　　　http://logicashobo.co.jp/
印刷・製本　藤原印刷株式会社

©2018　kenji hayashi
Printed in Japan
定価はカバーに表示してあります。
乱丁・落丁のものはお取り替え致します。
無断転載・複製を禁じます。
978-4-909090-12-6　C3047

――― ロギカ書房の好評既刊書 ―――

成功すつ病院経営
診療報酬の実践対応

井上 貴裕
千葉大学医学部附属病院 副病院長・病院経営管理学センター長

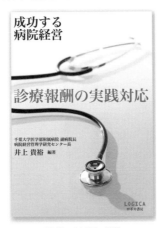

A5判・408頁・並製
定価：4,200円＋税

**診療報酬の改定内容が病院経営に及ぼす影響と、収益の源泉である診療報酬にいかに向き合うかを解説！
10病院の院長・幹部が、実践記録を寄稿！！**

Chapter1　2018年度診療報酬改定を展望する
Chapter2　診療報酬の実践対応
Chapter3　病院経営者の実践【寄稿10病院】

東邦大学大橋病院/北野病院/名古屋赤十字第二病院/
日本病院会/聖隷病院/金田病院/諏訪赤十字病院
福井病院/津山津山中央病院/春日井市民病院/君津中央病院

ロギカ書房の好評既刊書

0歳からのがん教育

笹井 啓資

順天堂大学大学院医学研究科放射線治療学 教授

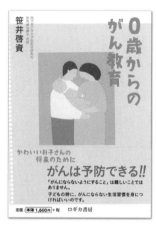

四六判・240頁・並製
定価：1,600円＋税

がんは予防できる

「がんにならないようにすること」は
難しいことではありません。
子どもの時に、がんにならない生活習慣を
身につければいいのです。

0歳からのがん教育
第1章　がんを知ろう
第2章　小児がんと遺伝性がん
第3章　がんにならない生活習慣を身につける
がんといわれたら、知っておきたいこと
第4章　がんを告げられたら
第5章　がんの治療法は、どう選択したらいいのか？
第6章　がん治療における新説、珍説
第7章　がんにならないための12か条

ロギカ書房の好評既刊書

よくわかる
図解 病院の学習書

梶 葉子
医療ジャーナリスト

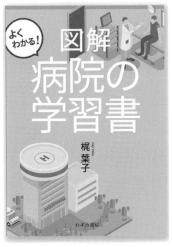

A5判・224頁・並製
定価：1,600円＋税

激変する病院の
医療現場が分かる
医療現場が見える
医療現場が学べる

最新の医療現場を徹底ガイド!!
医療ビジネス従事者必読!!

第1章　きほんの知識
第2章　病院のきほん
第3章　診療科と病院での診療
第4章　病院で働く人びと①（診療系）
第5章　病院で働く人びと②（事務系）
第6章　病院の組織
第7章　病院の収支
第8章　地域における病院
第9章　病院とICT